Passeur…

Éthique et pratique médicale

fondée par Richard Moreau

Collection dirigée par Roger Teyssou

La collection « Éthique et pratique médicale » est une tribune qui permet à tous les acteurs du monde de la santé, professionnels, enseignants, administrateurs, économistes et patients d'exposer leurs opinions, de décrire leur expérience et de proposer des solutions aux problèmes posés par une profession en pleine mutation, et ce en toute indépendance et en conformité avec la déontologie et les bonnes pratiques médicales.

Dernières parutions

Pierre-Luc L'HERMITE, *La preuve médicale au XXIe siècle*, 2022.
Bernard MARROT, *Politique d'organisation du système de santé en France,* 2022.
Patrice COUZIGOU, *Écologie interne et relation soignante, Médecine de la personne et de ses comportements*, 2022.
Julie LENOBLE-MARTIN, *Le droit d'accès aux soins des personnes sourdes en France*, 2021.
Alain GOLDCHER, *Bien vivre avec un « oignon ». Questions/réponses illustrées sur l'hallux valgus, le trouble statique le plus fréquent*, 2021.
Jeannot BAANITSE, *Soins palliatifs en RD Congo et en Afrique. Appel à la promotion et l'intégration,* 2021.
François MATH, *La recherche médicale française. Hier on la trouvait, aujourd'hui on la cherche,* 2021.
Jacques MORNAT, *Choix et médecine*, 2021.
Philippe VIARD, *On n'est jamais assez vieux pour faire un mort, Repenser les soins pour les personnes dans les services de longue durée*, 2021.
Justine DIEHL, *Vaccins, Entre méfiance et adhésion*, 2021.
Jean-Yves DE LA CAFFINIÈRE, *50 ans de pratique chirurgicale. Pensées parallèles,* 2021.
David LERICHE, *Equilibre et motricité chez les personnes âgées, la liaison œil-pied*, 2020.
Bernard JURTH, *Vivre mieux à tout âge grâce à l'ostéopathie, Suivi de Journal d'un voyage aux sources de l'ostéopathie*, 2020.
Claire GRAND, *Les maladies expliquées aux enfants. Microbes et compagnie,* 2020.
Khadija Chahraoui & Antoine Bioy, *Corps et Traumatismes Théories et sens de la maladie*, 2018.
Jean-Yves DE LA CAFFINIÈRE, *La prise de décision médicale, Un art ou une science ?, Essai*, 2019.

Christian Pirolli

Passeur…

Par maux et par mots de patients,
la parole d'un médecin

L'Harmattan

Du même auteur

« Ne serait-ce que pour un seul… » – Groupe d'inspiration Balint pour étudiants de la faculté de médecine – *Bulletin Balint* n° 88, printemps 2020 – Société médicale Balint.

Deux vignettes cliniques :
« (Dé)prendre à la lettre… » & « Un éclat de rire brisé » – *Bulletin Balint* n° 89, automne 2020 – Société médicale Balint.

5-7, rue de l'Ecole-Polytechnique, 75005 Paris

http://www.editions-harmattan.fr

ISBN : 978-2-14-026832-8
EAN : 9782140268328

Postface au futur antérieur, en pavane pour une préface défunte

Ma petite-fille de cinq ans qui joue à rebondir aux anges sur le matelas de mon lit, devant mon inquiétude verbalisée pour le sommier, me répond, soudain très grave : « tu sais, quand je serai plus grande et plus lourde, je n'aurai sans doute plus envie de sauter sur le lit ! ... ». Elle me dit là, que lorsqu'elle sera bientôt plus grande, ce qui manquera, ce ne sera sans doute pas le désir ou le plaisir de sauter et rebondir sur les matelas comme sur un trempoline, ce sera que, bien pire que l'absence, la disparition ou la mort, le temps aura passé, simplement, inexorablement ; et que la question ne se posera même plus. Et en filigrane derrière ces paroles limpides et mélancoliques, je vois aussi qu'il pourrait peut-être ne plus y avoir de complice ni de témoin non plus.

Les pages qui suivent se sont écrites en un temps où le médecin, le généraliste, comme depuis toujours le lui avaient enseigné ses maîtres et communiqué ses pairs, recevait les patients, écoutait leurs plaintes, entendait leur souffrance, palpait des ventres douloureux, auscultait la complainte de cœurs indécis, recueillait des souffles à l'agonie, posait au sortir du cabinet une main compatissante sur une épaule tombante, rappelait l'attente d'un résultat proche, rassurait une moue fébrile d'un mot enveloppant, se réjouissait de la bonne santé d'un enfant guéri, d'une grossesse attendue. Les patients quant à eux, souffrant de leurs maux, taraudés par leurs mots tus, venaient à la rencontre du médecin pour qu'avec des paroles retenues, d'autres paroles soient dites, pour que des vérités soient énoncées sur des réalités qui perdaient tout sens, pour que des corps meurtris soient reconnus et des âmes blessées peut-être enfin guéries. En ces temps où les églises étaient désertées et les mosquées pas encore bondées, la vacuité des confessionnaux et la vanité des liturgies, minaient les patients de maux, qui chez certains venaient éclore en maux. Il y avait des patients qui croyaient en la parole, et d'autres qui n'y croyaient pas. Il y avait des médecins qui usaient de la parole, et d'autres qui ne savaient pas. Mais tous les patients venaient au-devant d'une rencontre, et leurs médecins aussi, d'une main qui s'attarde et qui cherche, celle d'un humain qui sache ou ose se pencher sur un autre humain courbé. Il y avait des médecins qui prenaient le temps, et d'autres qui ne le voulaient pas ; des patients qui trépignaient dans la salle d'attente, et d'autres que l'attente dans cette pièce entre les mondes, suffisait à apaiser. Il y avait des patients comme des médecins qui ne voulaient pas perdre leur temps, et d'autres que leur temps rattrapait ou reprenait ; et toujours le temps passait son temps à gâcher le temps comme il pouvait… Et tantôt la magie inattendue d'un trivial abaisse-langue, l'onction séculière d'une main respectueuse sur un ventre réticent, débondait parfois le jusant intarissable d'estrans entiers d'histoire humaine. Puis il y eut un jour le virus du VIH qui nous parvint des profondes forêts de l'Afrique déjà bien déforestée, et le sexe de l'autre devint une menace, le désir une prise de risque, l'abstinence une quête. La planète des singes rêvait de se débarrasser de ses fossoyeurs démiurgiques ; Thanatos aspirait à se débarrasser enfin d'Eros. Mais cela ne suffisait pas, et il y eut encore les grippes qui décimaient les maisons de retraite plus efficacement que les canicules trop aléatoires ; le SRAS transitant des chauves-souris aux civettes sur fond d'exploitation sauvage de l'environnement et d'explosion démographique ; Ebola qui régulièrement rappelait l'Afrique centrale à l'ordre pasteurien et au ravissement des morts ; et les grippes aviaires qui s'en prenaient aux élevages industriels concentrationnaires. Et ce fut enfin la Covid 19, qui submergea rapidement le monde entier et ses services de réanimation dernier cri, débordés, impuissants, et aux couloirs envahis par les lits des laissés-pour-compte de tri. Désormais, c'est le souffle de l'autre, le toucher de l'autre, la présence même de l'autre qui est une menace, un risque de mort. Les pouvoirs publics ont confiné les hommes chez eux, les ont mis en quarantaine, obligé à se masquer, à ne plus se toucher, à éviter de se parler, à ne se rencontrer que par ordinateur interposé… Les organismes sanitaires ont hiérarchisé les pathologies, repoussé les interventions chirurgicales sans urgence, fermé des services de spécialité pour les convertir en unités d'hospitalisation Covid, fermé les salles d'attente des praticiens, déconseillé les consultations au cabinet, favorisé à outrance les consultations distanciées sur écran… Se rendre chez son médecin est devenu un risque ; recevoir son patient au cabinet aussi ; l'examiner implique de multiplier les protections de masques, de blouses, de charlottes. Le malade est devenu une menace pour le médecin ; le médecin et son cabinet sont devenus un danger pour le patient. Le médecin qui reçoit son patient ne le voit plus que voilé ; ses traits, ses mimiques sont cachés par le masque, et il ne touche plus son corps qu'avec réticence et ganté de latex. Le médecin et le patient sont devenus une menace l'un pour l'autre. La confiance implicite, justifiée ou pas, qui amenait le patient chez son médecin supposé savoir, supposé donner du sens au mal, supposé capable de le guérir, s'est muée en défiance de ses poignées de portes, de sa poignée de main, de ses instruments et de son toucher. Aujourd'hui, le médecin reçoit le patient avec la même défiance, et sa comptabilité du soir s'est enrichie de celle des positivités Covid de la journée. La rencontre antique et éthique de ces deux acteurs, qui en faisait un colloque singulier et souvent sacré, risque de tourner à la danse macabre de deux pénitents camouflés derrière des masques entravant la spontanéité des mots et grevant la limpidité de leurs échos ; à l'esquive prudente de deux tueurs à féage qui se dévisagent et s'évitent au mieux dans une entrevue où être là, ici et maintenant pour le soigné comme le soignant, est devenu un risque proportionnel au temps passé, portes et fenêtres fermées. Par chance ou par hasard, je n'aurai pas connu comme médecin *ces temps déraisonnables où l'on met chaque soir au Journal Télévisé les morts à table, où l'on prend les loups pour des chiens entrés dans Paris ville ouverte :* j'aurai déjà pris ma retraite et quitté mon cabinet avant la survenue de l'épidémie. Le temps de la peur d'aujourd'hui aura heureusement épargné mes tentatives de naguère pour recevoir l'autre, entendre l'autre, errer avec lui, me captiver de son histoire, m'émouvoir de sa découverte de lui-même et m'enchanter de ses harmoniques. Si ce naguère qui, peut-être, n'attendrait plus guère pour devenir irrémédiablement un jadis, n'aura finalement pas su anéantir leur mémorable ici-et-maintenant, alors ce temps, ces temps, ces gens, ces gestes, ces sonates sourdes et profanes, ces pages qui viennent, n'auront peut-être pas été vains.

Médecin généraliste, j'aurai passé plusieurs décennies dans ce quartier, dans ce travail, dans ce métier, dans ce sacerdoce pour en vivre une vie, une destinée. Cette vie, je l'ai quittée il y a maintenant trois ans ; mais elle m'habite, me hante ; s'estompe, puis surgit encore par bouffées, par bribes, par visions et par visages. Les visages évanescents de toute une théorie d'humains : de toutes petites gens humbles et magnifiques, de grands seigneurs et de vilains, de tricheurs et de saints, de meneurs et de soumis, de flamboyants et d'éteints, de grandiloquents et de taciturnes. Tous aujourd'hui réduits au silence du temps passé pas si simple, promis à l'effacement du futur antérieur, et bientôt à l'oubli de toute « conjugaison ».

C'est à tous ces mutiques, ces nus et ces morts, que ces mots sont dédiés.

... et les
mots
comme les
morts,
mettent parfois
plusieurs décennies pour
parvenir :

Le rendez-vous du berger

Cet homme a plus de quarante-cinq ans, et moi sans doute un peu plus de disponibilité pour l'entendre aujourd'hui, lorsqu'il me raconte cette anecdote vertigineuse. Son patronyme est italien, mais l'ascendance transalpine remonte à son grand-père paternel, un vrai rital sorti du bestiaire de Cavanna, venu en 1900 à pied avec toute la famille ; les parents, les lourdes chaussures de la messe du dimanche appendues par les lacets noués autour du cou pour ne pas les user ; les enfants pieds-nus comme ils l'ont toujours été, à courir après les moutons et fuir les loups des Abruzzes. Ils sont tous descendus de leur montagne aride, fuyant la misère, la neige et le phylloxera. Lui, jeune berger de huit ans, a dû abandonner son chien, ce frère né d'une louve en même temps que lui, pour rassembler ses moutons et combattre d'autres loups. La famille ne pouvait s'embarrasser d'une bouche de plus à nourrir, d'un chien de berger qui ne servirait plus à rien sur les routes inconnues de l'exode et dans la capitale étrangère aux maisons superposées. On avait crié sur l'animal qui suivait obstinément, on l'avait menacé des pierres du chemin ; en vain. Alors on avait demandé à l'enfant, son jeune maître, son frère de lait, d'intervenir. Il avait juste dit très doucement dans l'âpre dialecte montagnard « couche toi ici », et l'animal s'était couché, et ne l'avait plus quitté des yeux, tandis que la petite silhouette rapetissait sur le chemin poudreux. Des années plus tard, de plus récents émigrés lui apprendraient que le chien ne s'était plus jamais relevé, le regard fixé sur le bas de la montagne, refusant toute nourriture et même l'eau que lui avaient apportée quelques villageois apitoyés. Des décennies plus tard, un grand-père ressusciterait pour le petit-fils dans un français mal maîtrisé, un chien fils de loup, mort en scrutant le défilé de sa montagne. Des décennies encore plus tard, le petit-fils assisterait un vieil agonisant qui prononcerait dans un patois enfoui là-bas, le nom d'un chien oublié, qui l'attendait dans la montée. Ce petit-fils ému en face de mon bureau, français ne parlant même pas italien, continue son récit. Souvent, porté par toutes ces images et mû par ces émotions, il a eu le désir d'aller découvrir le village d'origine de sa famille et de son nom. Mais il y avait eu maintes autres priorités à privilégier. Plusieurs fois il était parti dans ce dessein. A chaque fois un incident de voiture, un retard d'avion, un retour précipité l'en avait empêché. Les décennies étaient passées sur ces rendez-vous manqués. Et puis un jour, lors d'un voyage, un ferry méditerranéen débarque sa voiture à relative proximité du pays natal de l'aïeul, ravivant le désir latent. On décide avec l'épouse de faire un détour pour voir le pays convoité ! Se fiant à des souvenirs de noms de villages gravés en dialecte dans sa mémoire, il parvient enfin dans la contrée d'origine, et, de visites de cimetières à la recherche de patronymes gravés dans la pierre, en renseignements pris auprès des habitants ou dans les presbytères, il gagne enfin le lieu-dit de l'enfance de son grand-père. Le paysage est là, fidèle à ce qui avait été décrit, mais le village a bien sûr beaucoup changé. Suivant les indications des villageois, il retrouve l'endroit où se trouvait la maison familiale, alors disparue. Les gens de ce lieu-dit accueillent avec hospitalité ces étrangers, et leur offrent à goûter. Vient l'heure de repartir, et intuitivement, plutôt que de rebrousser chemin en passant par la route d'où il est venu, le mari décide de gravir la montagne pour découvrir de nouveaux paysages et de « redescendre par l'autre côté », sans même regarder la carte. La voiture grimpe. Les paysages jamais vus, mais tellement décrits par son grand-père lui reviennent au fur et à mesure en mémoire. Mais voilà qu'une pressante envie d'uriner de son épouse l'oblige à stopper la voiture. Et voilà que tout aussi subitement, lui-même est alors pris d'une envie soudaine de déféquer. Il s'éloigne sur le chemin, passe un premier coude, un second, un troisième, sent à la pente qui s'infléchit que le sommet n'est sans doute plus loin, et débouche enfin dans une clairière en haut de la montagne. La vue est magnifique, et là, au milieu du terrain dégagé, git dans les herbes un roc cyclopéen fendu en son centre, et dont la crevasse est suffisamment large pour y laisser passer un corps. La tentation est trop belle de s'y accroupir pour s'y soulager. Et là, dans cette position, le patient regarde à sa droite et à sa gauche par la fissure du rocher. Et quelle n'est pas sa surprise de constater que dans cet air azuréen, on voit de chaque côté la mer ! Il est au centre de l'Italie, et la mer en borde les deux côtes à l'horizon… Alors brutalement, un souvenir éclate presque violemment dans sa tête : son grand-père lui racontait que lorsqu'il était petit berger, il aimait monter avec ses moutons en haut de la montagne, et que là se trouvait un gros rocher fendu d'où, par beau temps, on pouvait voir les deux mers !!! Il lui avait même raconté qu'un jour, il avait été pris d'une colique, et s'était donc blotti dans la fente du rocher. Et à ce moment-là, il avait vu ses moutons détaler devant les loups, tandis que son chien grondant restait auprès de lui pour le protéger. Le patient est ému, ses yeux larmoient ; les miens s'embuent sans doute aussi. Guidé par une intuition inconsciente, sur les traces d'un chien-loup de berger, cet homme était venu sans préméditation, sans carte, à plus de quatre-vingts années de distance et par-delà les générations, très précisément au rendez-vous que son aïeul d'exil lui avait donné.

... on est ainsi souvent mandaté par
quelque chose
qui nous dépasse, qui nous préexiste, qui nous précède et nous transcende.
Etre médecin généraliste
m'aura tant donné, tant exigé, tant comblé et tellement coûté.
J'y suis venu
sans même savoir, que je devrai tout y inventer.
J'y suis venu
sans même savoir, que j'allai
m'y découvrir et m'y inventer :

Le passeur de l'été

Cela faisait plusieurs semestres que j'étais interne en neurologie, dans cet hôpital à l'ancienne, avec ses salles communes de cinquante lits, ses couloirs de cloître et sa salle de garde d'un autre siècle. J'y étais bien et j'y étais bon, dans cette spécialité trop difficile pour qu'on l'embrasse, trop ardue pour qu'on la travaille, trop désespérante pour qu'on la choisisse spontanément. Moi, j'y étais arrivé comme externe d'abord, parce que, trop mal placé dans la liste, j'avais pris ce qui restait et que tout le monde évitait, parce que c'était une spécialité ni facile ni prestigieuse et à l'ambiance plutôt déprimante. C'était en effet un temps où l'on faisait encore un diagnostic et un pronostic avec un interrogatoire, une épingle à nourrice et un marteau à réflexes, celui-ci d'ailleurs le plus souvent perdu à l'autre bout de la salle, et qu'on remplaçait spontanément par les doigts recourbés. De thérapeutique, il n'y en avait pas encore, sauf rarement neurochirurgicale, et alors fréquemment très délabrante. Et les examens complémentaires se limitaient à la radiographie du crâne qui ne servait à rien, à l'électroencéphalogramme aux tracés énigmatiques et convulsifs, et au supplice de l'encéphalographie gazeuse qu'on redoutait de prescrire. La modernité ferait bientôt irruption en l'espèce de la scintigraphie au Technétium, accessible grâce à de nombreux formulaires de demande compliqués, et un délai de plusieurs semaines… Je me suis senti rapidement bien dans ce monde anachronique presque inchangé depuis Charcot, sous les hautes voûtes sonores et dans la longue blouse blanche à tablier de boucher. Il faut dire que le patron, cet aristocrate et esthète d'une autre époque, d'un autre monde et d'une autre stature, m'avait pourtant adopté, moi, le petit prolo transfuge de sa banlieue Nord, sise entre les derniers maraichers, la fonderie et l'usine d'aviation. Reconnu donc par ce chef de service pudique, qui ne délivrait sourdement que des paroles nuancées et discrètes, j'ai proposé immédiatement ma candidature lorsqu'au trimestre suivant, j'ai su qu'il y avait une place de faisant-fonction d'interne. Il m'a pris tout de suite, et moi j'ai pris tout de suite la grosse tête parce que j'étais bon, parce que les autres n'y comprenaient rien, parce que les infirmières suivaient ma visite au lit des malades plutôt que celle de l'interne en titre qui n'avait choisi cette spécialité que parce que lui-même était bien mal placé en fin de liste, parce que le patron me donnait de plus en plus de tâches responsables, m'envoyant à l'autre bout de l'hôpital lorsqu'un autre service demandait l'avis d'un neurologue, multipliant les gardes en médecine et en neurochirurgie, participant à tous les staffs, faisant toutes les contre-visites. Occupé comme cela dans cette fonction que j'avais prétentieusement faite mienne, je n'ai pas vu le temps passer, et ai mal préparé le concours d'internat, que j'ai raté deux fois. La troisième, j'étais fin prêt. D'ailleurs, je ne pouvais que réussir, car je ne pouvais rien faire d'autre, je ne savais pas faire grand-chose d'autre, et je ne pouvais que revenir comme interne, puis suivre la voie hospitalière hiérarchique comme chef puis assistant sous l'œil bienveillant et pudique de mon maître. Oh, je ne comptais surtout pas devenir moi-même patron, surtout pas chef à la place du chef ; dans ma famille on m'avait transmis dès mon plus jeune âge, que chez nous, « on venait de rien, on était rien, et on arrivait jamais à rien... », et je l'avais très naturellement intégré et accepté. Mieux, cela m'originait et me constituait. Mais j'ai échoué aussi parce que le milieu hospitalo-universitaire m'avait tellement intoxiqué avec l'idée que l'internat était un summum où ne se retrouvait que l'élite et les rejetons des dynasties antédiluviennes de grands patrons, que je ne pouvais bien entendu pas réussir. Quand j'ai raté ce dernier concours, honteux, j'ai préféré disparaître, ne plus donner de nouvelles à mon patron et à ce service que j'avais tant aimé et qui avait su si bien m'accueillir. J'ai préféré m'humilier dans la médecine du travail que je vivais comme un retour au monde souterrain de mes origines prolétariennes. Et puis de dérive passive en hasard contextuel, je me suis retrouvé à m'installer comme généraliste, pour finalement y vivre une des plus belles surprises et aventures de ma vie, dans ce quartier de Paris où j'aurai travaillé quarante-trois ans. Toutefois, bien qu'aimant tout en le découvrant ce nouveau métier, je me gardais bien de donner des nouvelles dans mon ancien service de neurologie. Et les années passèrent, estompant progressivement la honte et la mélancolie. Et un jour, bien installé dans ce rôle de médecin généraliste que j'occupais et honorais bien, je suis confronté à une grave et complexe pathologie neurodégénérative chez un patient qui m'inspire beaucoup de sympathie. Alors enfin, j'ose ou m'autorise à l'adresser en consultation dans le service de mon ancien patron, avec une belle lettre d'introduction. Je reçois une réponse personnelle sincère et émouvante, dans laquelle mon patron m'invite à venir au plus tôt voir le malade hospitalisé, et à le saluer lui-même. Je traîne un peu, puis me décide enfin. J'y vais sans prévenir. Et quel accueil on me fait : les infirmières cessent leur travail pour m'embrasser, appellent leurs collègues pour venir me voir ; la surveillante en chef me serre dans ses bras : « Il faut que vous voyiez Mr P. ! », le patron... Hésitation et gêne chez moi. La surveillante : « Oh, mais c'est l'heure du staff, ils sont tous occupés en salle de réunion ». « Tant pis, je ne veux pas les déranger, vous les saluerez pour moi… ». « Non, c'est impossible, Mr P. ne me le pardonnerait pas ». Et la surveillante-cheffe de m'entrainer en salle de staff ; elle cogne doucement à la porte ; la salle est bondée, remplie de blouses blanches attentives. Mon patron à l'autre bout de la pièce parmi les chefs et les neurochirurgiens me voit, sidéré… ; s'interrompt… ; se lève et vient lentement vers moi… ; je tends la main, « bonjour monsieur P… ; il néglige ma main, me prend dans ses bras, et cet homme pudique que j'ai toujours entendu parler à voix basse, devant tout le staff, m'embrasse !!! « Bonjour, comment allez-vous ? » me dit-il timidement. Je suis extrêmement ému et déconcerté. Les chirurgiens, les chefs de clinique qui discutaient avec lui d'un dossier ardu se sont tus. « Mais je ne veux pas vous déranger, je vous laisse ». « Non, non, restez ! Qu'on donne une chaise au docteur PIROLLI ». Une jeune externe se lève et me donne sa chaise, tandis qu'elle-même s'assoit sur les genoux d'une consœur ! Les clichés radiographiques passent entre les mains des chefs ; le patron me les tend !? « Qu'est-ce que vous en pensez ? ». Je reste encore un peu, puis je regagne mon cabinet. Mais le temps passant, j'apprends plus tard que mon patron est malade ; c'est en fait une maladie grave ; ironie du sort, c'est une gravissime tumeur cérébrale, incurable. Il décline très rapidement. Son épouse me connaissait, car lorsque j'étais encore « brillant interne » et que mon premier fils venait de naître, comme j'étais entre deux déménagements, très pudiquement mon patron m'avait fait proposer par sa surveillante-cheffe de loger chez lui le temps des vacances d'été où il s'absentait, dans l'appartement du Roi, place des Vosges ! J'y avais donc passé le temps des vacances tout en continuant de travailler dans son service qu'il m'avait symboliquement confié, lors du petit déjeuner que nous avions pris ensemble chez lui, avant son départ. L'épouse m'appelle donc un jour : « Je sais que Mr P. vous aime beaucoup ; il est en train de mourir, hospitalisé dans son service ; si vous voulez le revoir vivant… ». Je me précipite à l'hôpital : la surveillante, défaite, me reçoit les yeux rougis ; des infirmières m'embrassent, les yeux tout aussi embués. J'entre dans sa chambre privée : il est dans le coma.

J'approche du lit, prends doucement sa main blafarde et décharnée, et pense repartir après ce douloureux geste symbolique. Mais des yeux vitreux s'ouvrent lentement, cherchent mon visage, me fixent : « C'est vous ? Vous êtes venu ». « Bonjour monsieur… », des sanglots dans la voix. La surveillante s'est déjà éloignée du lit et retournée vers le mur, en larmes. Il agite pauvrement son corps efflanqué, essaie de redresser sur le lit son torse squelettique : « Venez ! On va faire la visite. Aidez-moi à me lever ! ». Et je me retrouve dans cette descente de croix, penché sur son long corps supplicié par la maladie, à soutenir le tronc, à porter dans sa supplique ce corps trop maigre dans mes bras, à le soulever du lit trop propre, avant que la tête martyrisée ne retombe enfin en arrière, les yeux révulsés. L'infirmière maintenant tournée vers la fenêtre blême ne peut endiguer les sanglots qui font convulser ses épaules… L'épouse m'appellera quelques jours plus tard pour partager la nuit de sa longue agonie. Je serai là, au milieu de rares autres proches. Et je serai là aussi, dans la froidure glaciale du Père Lachaise, pour l'incinération tandis que de nombreux et brillants orateurs aux yeux secs, se succèderont au pupitre. Je n'y suis pas monté ; je n'ai rien pu dire de notre pudeur devant cette assemblée trop compassée et tellement distante. Maintenant que je l'ai rejoint en âge, et ai gagné en maladie aussi, je veux enfin louer mon passeur de l'été, ce passeur du Léthé, mon maître et mon ami, de m'avoir laissé me déprendre de mes fictions trompeuses, et trouver une destinée.

... il est donc ainsi
des descentes de croix qui vous
font à jamais
passeur de morts,
passeur de mots,
passeur d'hommes :

« Ce sont amis que vent emporte Et il ventait devant ma porte »

Elle était une amie proche qui avait fréquenté avec moi, un ou deux groupes de travail et suivi le séminaire régulier d'une chapelle analytique parisienne ; nous nous entendions bien, et nous apprécions mutuellement. Elle me téléphone un jour pendant ma consultation pour me demander de la recevoir. Je sais à quel point il n'est pas souhaitable de s'occuper de ses proches amis, de sa famille, de ceux que l'on aime. Je le lui signifie, et très fine et de grande compétence analytique, elle le sait parfaitement. Mais elle insiste en me demandant de considérer cela comme une urgence vitale, et devançant ma question, elle me dit que son médecin traitant habituel n'est pas disponible, et que de plus, elle a plus confiance en moi qu'en lui. Je suis confondu, surtout inquiet, et finit par accepter de la recevoir à cause du ton inhabituellement grave qu'elle a pris pour me dire tout cela. Elle entre exténuée dans mon cabinet, encore essoufflée malgré un certain temps de repos dans la salle d'attente. Elle me confirme d'emblée qu'elle est anormalement et extrêmement fatiguée depuis presque un mois : elle était en vacances aux USA avec son mari et ses enfants, mais se sentait si rompue qu'elle était incapable de faire les musées, les parcs, les simples promenades avec eux, et restait allongée à l'arrière de leur voiture de location. Elle est sûre que c'est le cœur ; d'ailleurs son père est mort du cœur, encore relativement jeune, et elle me demande de lui faire un électrocardiogramme. Je constate dès l'inspection, que ce doit être un tout autre problème, une hémopathie très possiblement, et crains d'emblée une leucémie. Je ne lui dis rien pour le moment, et commence les branchements sur l'appareil, espérant confusément que ce soit en effet plus un problème cardiaque, que cette pathologie hématologique que je redoute déjà. L'électrocardiogramme est quasiment normal, et un bref examen clinique complémentaire va malheureusement plus dans le sens d'une leucémie. Je lui explique qu'il faut qu'elle fasse immédiatement un examen biologique sanguin pour vérifier ses globules blancs, rouges et ses plaquettes ; que son immense fatigue vient probablement de là, et qu'il faut qu'on identifie exactement ce dont il s'agit pour traiter au mieux et au plus tôt. Je crois qu'à mon air soucieux, elle commence à comprendre, mais réagit quand même. Elle pense que je suis sans doute dans le vrai et me fait confiance, mais compte remettre au lendemain la prise de sang. « Non, il faut la faire maintenant, sans attendre ». « Mais, c'est aujourd'hui Kippour ; il faut que je participe à la fête familiale ». « Je ne suis pas sûr que ce soit possible. Nous verrons avec les résultats des analyses ». « Mais je ne suis pas à jeun ». « Ce n'est pas nécessaire pour ce type de prise de sang… ». « Si je n'assiste pas à cette fête familiale, je vais tuer ma mère !!!... ». « Fais d'abord la prise de sang, on avisera ensuite ». Les résultats me parviennent téléphoniquement peu après : il s'agit en effet d'une grave leucémie déjà très préoccupante. Je la rappelle au téléphone, et lui annonce avec ménagement que c'est bien une leucémie qui explique tous ses symptômes, et que l'hospitalisation sans tarder s'impose pour la prendre en charge sans délai. Elle refuse avec les mêmes arguments que précédemment. Je finis par céder en lui demandant de me promettre qu'elle se rendrait le lendemain à la première heure aux urgences hématologiques, auxquelles je faxe à l'avance une lettre de présentation de son cas. La suite ne sera qu'une douloureuse et rapide chute, émaillée de presque tous les effets indésirables des très lourdes et très pénibles chimiothérapies tentées, qui s'avèreront malheureusement, pratiquement inefficaces. Son état va se dégrader terriblement, elle deviendra presque méconnaissable, cachectique, chauve, la peau jaune, le visage et les lèvres ulcérés. Exténuée par la maladie et les traitements, elle me dira néanmoins qu'elle est consciente de son aspect repoussant ; qu'elle ne se reconnait d'ailleurs elle-même plus, et qu'elle constate bien que son fils aîné est dégoûté par son apparence, qu'il l'évite, ce qu'elle comprend et accepte. Elle-même n'insiste plus pour lui demander de passer la voir, ne voulant pas lui infliger ce tragique spectacle et lui laisser ce triste souvenir. Quant à sa plus jeune fille, sans doute inconsciemment avertie de la perte imminente, elle vient au contraire très régulièrement visiter avec tristesse sa mère tellement enlaidie et dévastée. Et comme elle est légitimement perturbée par tout ce malheur qu'elle ne mesure pas complètement non plus, ses performances scolaires s'en ressentent. Si bien que mon amie me confie qu'elle se voit obligée de gronder constamment sa fille sur ses résultats, alors qu'elle ne voudrait que partager le peu de temps, de vie et d'amour qui lui restent. Il lui restera en effet très peu de temps, et elle mourra bientôt, horriblement abîmée, altérée et presque défigurée. J'accompagnerai l'enterrement, un jour glacial de grisaille et de pluie, et verrai ses deux enfants en larmes, et une dame en noir, âgée et voûtée, que l'on soutient, mais qui aura résisté au temps et à cet effarant Kippour. Je suis depuis, plusieurs fois retourné dans ce funèbre cimetière, et ai recherché sa tombe endeuillée, soucieux de laisser quelque petit caillou sur une pierre nue et froide. Je n'ai jamais su la retrouver…

... se pourrait-il ainsi que
de petits cailloux errants, enflent
comme des montagnes
entre les mains fragiles et sous les paroles magiques
d'une enfant prodigieuse et condamnée ? :

(Dé)prendre à la lettre

Je viens de m'installer dans ce Paris d'il y a quarante-cinq ans, sans rachat de clientèle, et vivote d'urgences de nuit et de quelques consultations diurnes. Je suis amené à voir en garde une petite fille de sept, huit ans pour une banale rhino-pharyngite. Mais lors de l'interrogatoire, les parents m'évoquent à mots douloureux et feutrés que l'enfant est suivie en hématologie pour une maladie gravissime de l'hémostase, une sorte d'hémophilie inexorable. La fillette écoute ces demi-mots pénibles sans réagir et me scrute gravement. Insidieusement perturbé, j'examine l'enfant, énonce le diagnostic d'actuelle banale infection virale, explique cette pathologie intercurrente, détaille le traitement ainsi que la conduite à tenir. Je ne me souviens pas que cette gamine ait parlé : peut-être seulement quelques brèves réponses à mes questions directes. Et je repars, intimement ému par cette triste visite. Quelques jours plus tard, la famille revient en consultation en mon cabinet. Je redoute déjà les pires complications, mais les parents me disent que la fillette va beaucoup mieux ; qu'elle voulait me voir ; qu'elle m'a trouvé « gentil » !!!... Je fais un examen clinique classique, confirme la bonne évolution de la virose, m'efforce de banaliser. La petite-fille ne dit pas grand-chose, mais observe intensément. J'énonce alors que je suis à la disposition de la famille, « au besoin » ... La famille partie, je téléphone pour en savoir plus dans le service d'hématologie, où le spécialiste débite froidement qu'il s'agit d'une rarissime pathologie de l'hémostase, très méconnue, de très sombre pronostic, sans aucun traitement connu, que les enfants meurent vers huit ans, qu'il y a une centaine de cas répertoriés aux Etats-Unis, qu'on y fait des splénectomies qui semblent prolonger un peu la survie, les filles mourant néanmoins avec leurs premières règles ! Consternation... La fillette revient quelque temps plus tard avec ses parents. Toujours pareil : elle veut seulement me voir parce qu'elle me trouve « gentil » (!!!) ... S'instaure alors progressivement, presque à mon insu, sur ma totale inexpérience, sans cadre prédéfini, un rituel de venues à peu près hebdomadaires de la petite fille, accompagnée de l'un ou l'autre parent, ou des deux. Je ne connais rien, rien du tout, aux psychothérapies, a fortiori d'enfants. Je ne suis alors inconsciemment guidé que par mon indignation silencieuse et impuissante contre l'injustice scandaleuse de cette mort annoncée. Et bien que soumis au verdict fatal rendu par la faculté, je me sens toutefois obscurément légitimé par le choix de cette enfant, pour continuer de côtoyer la promise à l'horreur sans aucune perspective de succès. Je ne ressens aucun défi dans ce bras de fer perdu d'avance, avec le temps et la mort prédite, seulement une sorte de détermination téméraire, qui me dépasse totalement, à être là, et y rester. Je lui pose quelques questions, sur l'école, ses copines, sa maîtresse, sur elle... Tantôt elle veut rester seule dans mon cabinet, tantôt un parent reste avec elle dans mon bureau, ou part dans la salle d'attente, puis revient lorsqu'elle le désire. Je lui demande bientôt de m'apporter à chaque séance deux, trois bonbons soustraits à son propre stock hebdomadaire… Je la laisse dessiner quand elle veut, ce qu'elle veut. Toujours et devant elle, j'écris au dos du dessin fini, son nom et la date. Elle fait parfois des découpages. Alors, j'achète de la pâte à modeler, qu'elle travaille en me parlant, en me répondant ; puis des petits personnages animaliers anthropomorphes en plastique, avec leurs maisons, leurs ustensiles, leurs outils, leur bateau. Elle réalise alors à haute voix des scenarii extrêmement élaborés qu'elle joue devant moi avec ces personnages. Un jour, l'hôpital envisage la splénectomie. Elle dessine alors des enfants avec ou sans rate, rarement seuls, plutôt avec d'autres personnages ; et souvent avec un grand personnage que je ne m'autorise qu'à peine à identifier.... Elle met en scène son bestiaire de chats, chiens, renards, singes, crocodiles et moutons, porteurs ou non de rate, à l'hôpital, dans leurs maisons, leur bateau. Arrive l'intervention : la splénectomie se passe bien et sans aucune complication… Son écriture se perfectionnant, à ma question « Qu'est-ce que tu veux faire, aujourd'hui ? », elle répond de plus en plus fréquemment « Je vais t'écrire une lettre », qu'elle me tend après rédaction, sans un mot. Le plus souvent de courts billets d'humeur - et d'amour… - d'enfant de huit ans. Elle continue de grandir, semble aller bien, fait de moins en moins d'hémorragies n'obligeant qu'à quelques heures d'hospitalisation. Le temps passe, ces étranges consultations aussi. A l'évidence, la puberté, un peu précoce, approche… fatidique. Je n'en mène pas large. Et puis un jour, lorsqu'elle me dit une fois de plus vouloir m'écrire une lettre, je me surprends à répondre sans réfléchir : « Et si **tu t**'écrivais une lettre, **à toi**, pour quand tu seras grande ? ». Elle me dévisage ; s'interroge un peu… ; puis entame sa lettre, s'applique, la termine, me la tend. « Non, c'est une lettre pour toi, pour quand tu seras une grande fille… » et je lui tends une enveloppe où je lui fais inscrire son nom, comme une adresse, une apostrophe par-delà le temps et les vicissitudes pathologiques, à un futur qui de toutes façons lui appartient et, dont je suis exclu. J'ai alors l'impression de conduire à cent à l'heure une voiture où je ne vois ni volant ni freins ! Le temps passe, et sa première menstruation survient ! Le temps reste suspendu… …et elle survit. Loin de tirer une quelconque gloriole à cette survie improbable et défiant le pronostic fatal des spécialistes, où l'avènement du sexe devait tuer, je suis bien au contraire, « inquiet » et perturbé par cette « étrangeté » qui me dépasse de très loin. Elle continue à venir de temps à autre, de moins en moins souvent. Puis un jour la famille déménage en province, et je n'ai plus de nouvelles. Ma propre psychanalyse va son chemin, et tout cela s'éloigne lentement, s'estompe peu à peu. Plus de trente années passent, et un jour, je remarque dans la salle d'attente une jeune femme court-vêtue, les cheveux rouges, les ongles et les lèvres peints en noir, des piercings sur le visage. Arrive son tour, et je lui demande si elle est déjà venue, si elle a un dossier ? Elle répond en souriant avec douceur qu'elle est venue il y a longtemps, quand elle était petite, bien avant l'écran… informatique. Je ne suis pas vraiment surpris ; quelque chose en moi l'avait déjà reconnue. Elle est aujourd'hui chanteuse de rock, et sans être une star du show-biz, elle vit bien de ce métier qu'elle aime. Elle vient de se séparer de son conjoint, et dans le déménagement, elle a trouvé une vieille enveloppe libellée à son nom calligraphié dans une écriture enfantine. Elle l'a ouverte, et découvert *la lettre de la petite fille*… Elle a alors recherché sur Internet « si j'exerçais toujours, si je n'avais pas disparu » (sic)… Elle ne m'a pas dit ce qui était écrit dans la lettre ; et je ne le lui ai pas demandé… Elle n'a pas évoqué l'hémopathie de son enfance ; moi, non plus… Je me sentais un peu balourd, un peu empêtré dans les réminiscences d'une lointaine histoire, maintenant désincarnées. Nous avons encore échangé quelques banalités, puis elle est bientôt repartie paisiblement, sans payer. Je ne lui avais d'ailleurs pas demandé sa Carte Vitale, et j'ai supposé rétrospectivement qu'elle ne mangeait plus de bonbons… La psychanalyse m'a appris que l'intuition, c'est du savoir, du ***Ça-voir*** inconscient. Heureusement, ***JE*** n'en ***saiT RIEN***…

... il se trouverait donc ainsi
des enfants
qui nous feraient
advenir à
celui que l’on est :

L'effroi… les froids…

Il était également médecin, avait fait plusieurs tranches d'analyse, et venait seulement parler. Il ne demandait rien, ne posait pas de question, n'attendait pas de réponse, et repartait sans ciller, attendre la séance suivante. Il avait conçu un amour passionnel pour une épouse très réservée, qu'il avait vue s'arrondir enceinte sans l'avoir vraiment prémédité. Il était entré dans la paternité avec surprise, et avait été sidéré d'amour pour ce fils qui leur était né. Le fils avait grandi trois ans dans la bulle immarcescible qui les protégeait, ou les enfermait tous trois. Une nouvelle grossesse était venue que le couple avait cette fois programmée. Six mois étaient passés lorsque son épouse n'avait soudain plus rien senti bouger. Le verdict de l'obstétricien était venu confirmer le désastre : « le fœtus est mort ; il n'y a plus rien à faire ; rentrez chez vous, l'accouchement va bientôt se déclencher… ». On ne procède jamais comme cela : on hospitalise la femme loin des accouchées, et on déclenche l'accouchement du fœtus mort. Ce gynécologue avait-il agi par lâcheté, aucun médecin n'aimant faire des accouchements de fœtus mort ? Avait-il été dépassé par la responsabilité de prendre en charge ces deux parents médecins, éplorés et ahuris de douleur ? Avait-il, en temporisant l'acte, joué d'une compassion maladroite - « pour qu'ils aient le temps de digérer l'information » - dont ils firent pourtant les frais ? Ils rentrèrent chez eux, muets et atterrés, la mort au ventre, et il fallut bien s'occuper de cet enfant de trois ans, qui s'était mis à douter. Ce fut un calvaire de quelques jours puisque la malédiction s'acharna sous forme d'une rétention prolongée de fœtus mort. La folie toquant à la porte, ils retournèrent à l'hôpital, où un confrère plus empathique décida immédiatement d'accoucher l'épouse sous anesthésie générale. Le mari, le cou ployé, demanda à l'obstétricien s'il pouvait rester pour l'intervention, désirant peut-être ne pas laisser seule sa femme déjà anesthésiée et donc absente de cet accouchement provoqué, voulant peut-être voir l'indicible, rencontrer ce fœtus qui ne serait jamais un bébé, voulant peut-être ne pas laisser une fois de plus à la mort, un champ libre et vulnérable. Il resta debout les bras ballants et le cou fléchi jusqu'à ce que l'obstétricien dans un mouvement de recul et d'esquive, extraie un fœtus gris, grimaçant et macéré, qu'il laissa promptement glisser sur un plateau d'acier glacé. Sa pensée devant sa petite fille meurtrie et déjà condamnée, fut qu'elle aurait froid dans ce haricot d'inox dépourvu de toute chaleur humaine. La suite opératoire fut simple pour sa femme réveillée, apaisée d'être débarrassée du poids mortifère. Lui, repartit avec elle, les épaules affaissées sous le fardeau d'une vision monstrueuse qu'il ne pourrait jamais partager. Les années passèrent, la vie continua avec ses heurs et ses jours, ses grisailles et ses nuits aussi. Un second fils leur était même né deux ans plus tard, merveilleux enfant de vie et de bonheur consommé. Pourtant, il continua de porter au creux de son être, cette petite fille morte avant que de naître, cette enfant sans nom ni sépulture, grisâtre et malmenée, qu'il n'avait pas su pleurer, et qui apparaissait presque quotidiennement à l'improviste, de jour comme de nuit, sans menace, et sans jamais rien réclamer. Il chercha quelque temps à se débarrasser de ces images morbides, de cette visite impromptue et lancinante. Puis il cessa de craindre la survenue de la petite morte, sans pour autant comprendre ni le sens ni la vocation de cette constance pénible et muette. Bien sûr, il aura cherché par tous les moyens des réponses à ses questions, et fréquenté de longues années les divans des chapelles psychanalytiques parisiennes, sans jamais trouver la moindre explication. Il finit donc par s'accommoder de cette venue silencieuse et obsédante, et même en apprécia quelque chose d'incompréhensible, mais familier au tréfonds de lui-même. Il accepta que ce spectre fantomatique qui passait chaque jour le Styx et l'Achéron, ne donne jamais de réponse à l'énigme qu'il posait sans même questionner. Trente-quatre ans passèrent ainsi dans le commerce fugitif et inexpliqué de ce fantôme. Son fils aîné s'était marié, dans un mariage chaotique et houleux, mais qui devait résister. Et même si bien tenir, qu'une délicieuse petite-fille était née. Le fils avait téléphoné : l'accouchement s'était très bien passé, l'accouchée était détendue, la petite-fille était merveilleuse et lui souriait... Puis les appels se précipitèrent, à chaque fois plus angoissants en l'absence totale d'explication de l'équipe obstétricale : on avait placé un tuyau dans son nez... ; on avait branché une machine sur le tuyau... ; on l'avait échangée pour une plus grosse machine... ; et soudain le SAMU pédiatrique avait fait irruption et avait « enlevé » la petite pour entamer une réanimation lourde ! Là, les propos de l'équipe de réanimation avaient été clairs et crus : le nouveau-né avait subi une triple circulaire du cordon, fait une inhalation méconiale et sept minutes d'anoxie !... On réaliserait donc une profonde hypothermie à 32-33° pour mettre le cerveau au repos dans le noir et le silence, puis on réchaufferait très progressivement ! Le pronostic était imprévisible, allant de la mort à la vie sans séquelle, en passant par toutes les complications cérébrales, physiques et psychiques possibles. Le grand-père médecin avait été fauché de plein fouet par la terrifiante nouvelle, et avait cru ne pouvoir la supporter, sa propre vie hésitant quelque temps entre la folie et la mort. Il avait abruptement fermé son cabinet, et était resté chez lui quelques jours, terrassé, apathique, à pleurer jour et nuit avec son épouse, pourtant plus résiliente. Ce couple de médecins ne s'était pas manifesté auprès de l'équipe de réanimation, pour ne pas influencer son comportement, dans quelque sens que ce soit. Puis était venue une logorrhée intarissable auprès d'amis, de proches, d'inconnus sympathisants. Ainsi un vieux prêtre écoutant l'histoire s'était-il abîmé en prières ; un pasteur prierait aussi ; des juifs avaient dit qu'ils liraient des psaumes ; des chrétiens mirent des cierges ; de vieilles dames firent des groupes de prière ; une Ethiopienne chrétienne de l'Eglise d'Abyssinie avait gravi dans l'aube givrée les hauts plateaux pour recevoir nue en place du bébé, l'eau lustrale et glacée des mains d'un moine-ermite ; une commerçante décida d'aller méditer chaque midi en une chapelle oubliée d'une vieille église du centre parisien ; un sorcier africain s'offrit d'interpeller les ancêtres pour la petite hospitalisée ; un ami ayant reconnu un signe fugace, suggéra la confiance... Le médecin devenu fébrile multipliait ainsi les contacts, espérant inconsciemment créer une puissante chaîne humaine pour résister à l'horreur. Curieusement, pendant ces temps exceptionnels de déraison, l'ancienne petite morte ne s'était pas spontanément manifestée. Et puis un jour, même s'il savait rationnellement et intellectuellement que ce n'était que comme cela qu'il pouvait rétrospectivement et symboliquement en parler, la petite morte était revenue : « Le froid, la mort, ça fait trente-quatre ans que c'est mon lot… Alors, je vais la chercher, et je la ramène ! ». Et la petite hospitalisée dans le froid et l'obscurité était sortie de réanimation, sans séquelle, et avait repris sa petite vie d'adorable bébé. Était-ce un miracle, ou le hasard, ou la destinée, ou la vie tout simplement et malgré tout… et là, le savoir universitaire comme une longue pratique maïeutique de la souffrance, de la vie et de la mort, ne servaient à rien de plus qu'à confirmer la prévalence de l'oubli de ce que l'on sait, au profit de ce que l'on est. Bien entendu, le médecin qui n'avait rien de délirant, précisait que c'était bien la réanimation néo-natale qui avait conduit ce combat douteux, et permis à la petite aux membres glacés de se battre comme une lionne, abattant les montagnes, défiant toutes les froidures et les brumes de l'Hadès dans un défi orphique, pour se réveiller plus belle que toutes les belles aux bois dormants. Le patient mentionnerait encore que depuis lors, la petite morte du passé n'était plus venue le visiter, expliquant bien qu'il ne faisait là que traduire en mots des émotions, des perceptions indescriptibles. Puis un jour, cette petite morte était réapparue insidieusement ; mais ce n'était plus l'image de la mort grimaçante et macérée : c'était une petite fille espiègle de quelques six, huit ans, floue, d'une pâle couleur rose pastel, qui taquinait dans un sourire mutin, la tête penchée et l'index levé « Tu vois, je me suis bien débrouillée... », et qui s'estompa ensuite lentement pour ne plus jamais reparaître spontanément. Il lui fallut bien concevoir que la petite morte qu'il n'avait pas su pleurer, qu'il avait si longtemps portée au tréfonds douloureux de lui-même, qu'il avait si longtemps apostrophé sur sa nature, sur son dessein, n'aurait jamais pu répondre sur le passé, sur leur passé ; elle n'avait été là que pour l'avenir, pour la vie future, et avait attendu son heure comme un mystérieux et puissant ange-gardien profane. Tous les efforts du médecin pour se délivrer d'elle avaient été vains. Et ayant enfin joué son rôle, la petite morte victorieuse l'avait quitté et laissé en paix. Quelque temps plus tard, le médecin décida de suspendre ses entretiens.

... et l'histoire envoie parfois de bien mystérieux
messagers de la peine,
de l'amour,
de la vie malgré tout :

La messagère

Son épouse et lui étaient des intellectuels très rationnels. Elle était devenue professeur de mathématiques à l'université ; il avait fait une prestigieuse école d'ingénieur et dirigeait une dynamique et florissante entreprise moderne de services informatiques. Ils avaient connu un drame : une enfant leur était d'abord née, lourdement handicapée, qu'ils avaient douloureusement mais rationnellement décidé d'abandonner en institution spécialisée dès la naissance. Ils avaient continué de vivre malgré *ça*, ou avec *ça*, ou en dépit de quelque chose de *ça*, puisque le père, apparemment seulement le père, se rendait de temps à autre dans cette lointaine institution de grande banlieue, d'où il rentrait, sombre, et tantôt somatisant de quelque symptôme qu'il venait plus tard, déposer en mon cabinet… Le temps avait passé et bientôt deux fils en bonne santé, étaient venus successivement agrandir cette famille unie et heureuse. Mais toujours, la mort dans l'âme, le père s'absentait parfois pour partir en grande banlieue, puis revenir affligé, tandis que ses fils grandissaient dans l'ignorance de la tragédie. Un jour, la famille s'était rendue dans le square proche de chez eux pour les toboggans, balançoires et autres agrès, où se démenaient leurs garçons. Là, le père se dépensait aussi sans compter avec eux, aidant à grimper le mur d'escalade, assurant les évolutions sur le pont de singe, et les vertigineuses glissades sur les toboggans. Dans un moment de répit où il se reposait près de son épouse, il vit venir vers lui une maigre enfant d'une dizaine d'années. Les mouvements stéréotypés, l'oscillation persévérante de la tête, l'enroulement des épaules, l'égarement des yeux angoissés, ne laissaient aucun doute sur son autisme. Elle va droit au père sous le regard gêné de l'épouse et des fils qui se sont mis en retrait, observant avec une anxieuse curiosité. Alors, la petite autiste prend les deux mains du père dans les siennes, et les passe doucement sur son visage en penchant la tête et en émettant de rauques sons de gorge. Le père dit doucement : « Bonjour. Comment t'appelles-tu ? Moi, je m'appelle C. ». « Elle s'appelle I. », répondit, derrière, un éducateur qui s'était promptement approché, sans doute inquiet de réactions fâcheuses toujours possibles. « Bonjour, I. ; je suis content de te rencontrer… ». Mais cet état de grâce suspendu s'était déjà évanoui, et la petite autiste était repartie dans son monde impensable, avalée par son brouillard à nouveau déployé. Ce fut tout… Et si pourtant il y avait eu *quelque chose*, si *quelque chose* s'était passé ? Et si cette étrange messagère venue de cet autre monde inaccessible, cette Eurydice avait franchi le Cocyte ou l'Achéron gorgé de tous ces maux tus, de tous ces mots tués, de toutes ces paroles indicibles tôt avortées ? Car le miracle eut lieu le soir même : le père se surprit à prononcer quelques paroles simples pour dire enfin à ses fils l'existence d'une grande sœur très étrange, et qui habitait loin, très loin… Les fils nullement effrayés, plutôt amusés, demandèrent si on pourrait un jour la voir. « Oui, nous irons un jour la voir ». Et tandis que la mère silencieuse et apaisée s'esquivait en cuisine verser de chaudes larmes, il ajouta « d'ailleurs, il est bien possible qu'à sa drôle de manière, elle nous ait adressé une invitation, tout à l'heure, au parc de jeux… ».

... et ce lointain étranger,
est-il donc lui aussi, un jour,
venu m'accréditer ? :

Le masque Punu

Un jour, un africain de couleur que je ne connaissais pas, vient consulter. Ne parlant pas français, il est accompagné de son traducteur, homme intelligent au beau visage. Tout en s'adressant à moi, celui-ci jette régulièrement de côté un regard attentif sur la cheminée où sont posés quelques souvenirs. Manifestement, il regarde surtout mon hiératique masque mukuyi de l'ethnie Punu du Gabon, qui toise les patients de ses yeux mystérieusement étirés en amande dans sa blanche face de kaolin. Depuis toujours j'apprécie, j'aime, ce masque que mon épouse m'a offert. De genre féminin, et revenant sur des échasses démesurées du pays des ancêtres pour les cérémonies d'initiation et les funérailles de là-bas, il participe même sans doute ici à certaines consultations, et nombreux sont les patients qui l'ont remarqué et m'ont questionné sur sa nature, sa provenance. Le traducteur, quant à lui, continue de le dévisager tandis qu'il répond à mes questions pendant l'anamnèse. Je pars examiner le patient dans ma pièce d'examen attenante, laissant le traducteur, assis seul dans mon bureau. Lorsque je reviens après quelques instants, il est debout devant la cheminée, les mains dans le dos, et scrute en se penchant, l'arrière du masque, puis il se rassoit auprès de son compatriote. J'explique sa pathologie, la conduite à tenir et le traitement ; explications qu'il traduit. A la fin de la consultation, juste avant de se lever, il me dit sérieusement, pas menaçant, mais avec beaucoup de gravité : « Vous savez docteur, c'est un masque qui danse très, très bien… ». J'entends son message, comme s'il m'avait dit devant une médaille de Lourdes pendant à mon cou : « Vous savez, docteur, il se passe des miracles impressionnants à Lourdes, il ne faut pas plaisanter avec ça… ». J'ai toujours gardé à l'esprit ce qu'il m'avait dit, lui qui était allé voir derrière le masque si le ciseau lui avait bien ôté son mystérieux pouvoir avant d'être autrefois vendu à quelque missionnaire blanc… Aujourd'hui, je crois qu'au fil des années et des consultations, le masque et moi nous serons bien épaulés, et que nous aurons su de concert, honorer la gravité de ce qui se disait dans mon cabinet, entre le bureau et la cheminée.

... il est donc ainsi des
masques qui dansent
en équilibre
au-dessus des peines ; et des
acrobates abattus,
en équilibre
sur le bord des larmes :

Le funambule

J'avais été amené à le voir en visite puisqu'il ne pouvait plus se déplacer et qu'il demeurait à proximité de mon cabinet. Il était en hospitalisation à domicile, c'est-à-dire en soins infirmiers intensifs pluriquotidiens, et plus précisément en soins palliatifs. Il mourait en effet lentement du SIDA, plus exactement d'un syndrome de Kaposi du pelvis, qui lui putréfiait les tissus et les organes ano-génitaux, laissant place à un effroyable cloaque nécrosé et sanieux. C'était une vision d'horreur difficilement soutenable. C'est dans ce contexte, et pour prolonger et prescrire les soins à domicile, que j'avais été appelé. Je rencontrai un homme très digne, et qui s'acharnait encore à rester autonome, se déplaçant difficilement mais seul, souriant et affable malgré des douleurs qui devaient être atroces, et que des doses très conséquentes de morphine suffisaient à peine à calmer. Il avait été acrobate et funambule, et s'entêtant à lutter debout, il en gardait l'allure altière et la prestance. Nous avons un peu parlé ; je l'ai examiné. Il anticipait, il guettait ma réaction d'effroi et de répulsion : je ne l'ai pas manifestée, et il s'est mis à me respecter, peut-être m'apprécier. Nous avons continué de parler, et l'infirmière est arrivée, à qui je me suis présenté. Une jeune infirmière d'une petite trentaine d'années. J'ai fini de prescrire et de remplir les documents, puis je les ai tous deux salués. Il a tenu dans un sourire à me tendre avec grâce et ténacité une main pourtant décharnée au bout d'un bras cachectique. Je suis revenu en visite deux ou trois fois, parce que la maladie et la dégradation progressaient rapidement. Lors de ma dernière visite, il souriait encore faiblement tandis que je le saluai, craignant à juste raison que ce ne fût pour la dernière fois. Je m'étais approché du patient et du lit médicalisé : penchée sur ce Golgotha, l'infirmière pleurait. Elle pleurait sans retenue, à chaudes larmes, envahie de commisération, tandis que la main misérable du supplicié rampait sur le drap froissé pour ondoyer miséricordieusement le gant de latex de la fiancée de la peine. Ces larmes qui auraient pu être déplacées chez une professionnelle, furent respectées, mieux, accueillies avec indulgence et bonté par la mère venue de province, la sœur et le dernier compagnon du mourant. J'ai quitté gravement cette affligeante Pietà. Dans la cage d'escalier, j'ai alors reçu un appel téléphonique qui m'a retenu longtemps là où je me trouvais, mieux que dans la rue bruyante, pour parler. Je venais d'interrompre la conversation quand l'infirmière est ressortie de l'appartement. Gênée, elle m'a demandé de l'excuser pour ces larmes pas très professionnelles. J'aurais pu longtemps gloser sur ses larmes dans ce contexte en effet professionnel, voire théoriser plus longuement encore sur leur sens dans la Relation Malade-Soignant. Je n'ai su que lui sourire humblement, et lui demander ses coordonnées, en lui expliquant que je désirais avoir dans mes correspondants, une infirmière, qui sache encore pleurer…

... et les larmes ne me gênaient pas.
Je l'ai su très tôt :

Un lieu où pleurer

J'étais tout jeune installé dans mon cabinet peu fréquenté, et j'avais beaucoup de temps disponible. Vint une dame du quartier. Je l'interrogeai sur les motifs de sa consultation : son mari était en train de mourir à domicile d'un cancer incurable, et c'était très dur pour elle et lui. N'avait-elle pas un médecin qui la suivait ? Si, bien sûr, mais ce médecin la connaissait depuis toujours, connaissait son mari également, et ne savait que lui prodiguer des exhortations au courage. Et il était toujours tellement pressé... Je propose de lui prescrire quelque anxiolytique léger pour l'aider à surmonter l'angoisse. « Non, elle ne veut pas risquer de dormir tandis que son mari souffre, ou l'appelle peut-être avant de mourir. Et d'ailleurs, elle vient ici parce que c'est le seul endroit, devant témoin, où elle peut se laisser aller à pleurer… ».

... je crois en effet, n'avoir jamais été vraiment
intimidé par les
pleurs :

« La Bête humaine »

Curieusement, je crois n'avoir jamais eu de grandes difficultés avec les pleurs, non plus qu'avec les silences. Je respectais aisément les uns comme les autres, ressentant au début qu'ils étaient un symptôme à ne pas faire disparaitre d'emblée, plutôt un mode d'expression du sujet souffrant, plus tard un discours à entendre ou du moins à questionner. Même avec les bébés. Pourtant, il y a plus de quarante-cinq ans, la faculté enseignait seulement que les pleurs des bébés n'étaient que des expressions de leur souffrance, et qu'il fallait s'acharner à trouver leur cause par l'examen clinique pour traiter et les supprimer au plus tôt. De même, les maîtres n'incitaient pas à entrer en contact par la parole avec les enfants ; mieux, souvent, ils conseillaient aussi d'évincer les mères de la salle d'examen, considérant la présence de celles-ci comme un parasitage de l'examen clinique. Non seulement, je laissais les mères auprès des enfants que j'examinais, et les observais également pendant l'examen, mais également, je crois que j'ai toujours parlé aux bébés, que je me suis toujours directement adressé à eux. Je me souviens d'un bébé amené par une mère à bout, amaigrie, les yeux creusés de fatigue, les nerfs à fleur de peau. Le bambin faisait tourner ses parents en bourriques par des pleurs incessants dès l'heure de leur coucher venue. Ils avaient tout essayé : épaissir les biberons, laisser la veilleuse allumée, changer la literie, couvrir plus, découvrir, changer le berceau de place, d'orientation, de pièce… Rien n'y faisait. Dès qu'ils tentaient de se coucher, le monstre se réveillait, hurlait, bavait d'abondance, hoquetait, devenait écarlate, s'étouffait dans ses larmes, devenait blanc, puis bleuissait jusqu'au terrifiant spasme du sanglot. Les biberons, les bras berçants, les câlins, les balades en rond dans les pièces, les cris excédés, les engueulades des parents, les hurlements en retour et les coups des voisins sur les cloisons : tout cela n'était que peine perdue. Une seule chose apaisait le dragon : le coucher dans le lit des parents… et encore, *entre* (!!!) les deux parents ; le père exténué finissant d'ailleurs le plus souvent par quitter le lit conjugal pour dormir seul dans le salon, en quête d'un sommeil un tant soit peu réparateur, avant la journée de labeur du lendemain. Et lorsqu'elle s'était enfin assoupie, hors de question de ramener dans son berceau la Bête, qui recommençait instantanément à hurler de plus belle dans un concert furieux de coups martelés sur les murs. Les parents avaient consulté successivement plusieurs pédiatres, qui tous, n'avaient rien objectivé d'anormal. En désespoir de cause, sur les conseils de je ne sais qui, la mère épuisée, me consultait sans y croire, narrant longuement et revivant l'exténuante joute quotidienne. Je proposai d'examiner le bébé sur le lit d'examen. Pleurs, larmes, rougeoiements corporels ! Je continue imperturbablement et fermement l'examen, comme j'ai pris l'habitude de le faire, en m'adressant directement à l'enfant, de la voix grave et monocorde en débit continu, qui me vient spontanément. Je vois bien que la mère prend une posture réticente, à me voir parler à son gamin. Je continue mon manège… la Bête, le sien également… L'examen clinique n'est pas contributif ; tout semble normal. Mes mains cessent donc de s'agiter sur le corps du bébé, tandis que la tarasque furibonde me défie furieusement de ses yeux cramoisis. Et je me surprends à lui dire, sans autocensure : « Bah, finalement, on dirait que t'as pas grand-chose. T'as peut-être juste envie d'emmerder le monde, et de prendre la place de ton papa dans le lit de ta maman ? ». Le corps de la mère se raidit, et recule imperceptiblement… …tandis qu'au même instant éclate le grelot d'une cascade de cristal. C'est le bambin qui rit aux éclats en me regardant. Je quitte la pièce d'examen. La mère repart, l'air sévère, avec son bébé tout sourire. Quelque temps plus tard, cette mère qui deviendra bientôt une patiente régulière et fidèle, revient et me dit : « Déjà, quand j'vous z'ai vu parler au p'tit, j'ai trouvé ça pas très sérieux. Mais alors, quand en plus, vous lui avez dit qu'i voulait virer son père d'mon lit, alors là, franch'ment, ça m'a choqué ! Bon c'la dit, maint'nant, i dort bien, et i fait ses nuits dans son lit. On a enfin plus peur d'prend'e les escaliers… ».

... et les larmes
sont parfois tellement là, qu'elles en deviennent
des armes
pour tenir
la mort à quelque distance,
quelque éternité... :

L'attente

Il aurait dû être footballeur professionnel ; il était doué et avait même été distingué dans son club de Fresnes, pas loin des « prisons ». Il était d'ailleurs doué en tout, travaillait bien à l'école et était allé jusqu'au bac. Mais la guerre est arrivée avant jusqu'à lui. Elle l'a d'abord aspiré dans la ligne Maginot, puis recraché dans la débâcle sans âme, sans armes et sans officiers. Alors il est revenu à Fresnes chez ses parents, a fait le dos rond, un peu de marché noir pour manger, et de la Résistance pour se donner l'illusion patriotique de vivre. Et puis la fête aussi, dans cette drôle d'Occupation, où dans l'attente des coups hasardeux de la courageuse Armée de l'Ombre, on se donne le frisson à courir les jolies parisiennes frugalement nourries de topinambours, haut perchées sur leurs talons de bois, les coutures de leurs bas fantasmés dessinées à l'encre de Chine à même leurs mollets blancs, et qui lorgnent d'un peu trop près les impeccables uniformes verts. « C'est ainsi que les hommes vivent », courent, esquivent, espèrent, flirtent, se laissent piéger et se fiancent bientôt. Et puis vient la fin de la guerre, et on se fait accepter par la famille de la fiancée, doucement émasculer dans le gynécée sororal et matrimonial, et greffer un emploi de fonctionnaire à la paye chichement assurée. Et l'on devient ainsi père d'une fille sans avoir eu le temps de profiter de sa jeunesse, du Bal à Jo et des western ricains au ciné du quartier. Alors, dans un nuage soporifique de Gitane, on s'abrutit dans la lecture de l'Equipe, et un peu plus tard devant les matches à la télé, pour fuir le harem étouffant aux rites dominicaux alambiqués et aux cachotteries machiavéliques. Et puis le gynécée s'enrichit encore d'une seconde fille, alors qu'il rêve depuis toujours de transmettre à son garçon, ses crampons usés sur les fortif'. Et la vie passe comme ça, soumise aux humeurs féminines, ponctuée de rares apéritifs avec de plus en plus lointains anciens résistants à la cirrhose, et d'épisodiques collègues du beau sexe de plus en plus ménopausées. Et ce métier qu'il n'a jamais aimé, passe comme ça, jusqu'à la retraite et la médaille du travail pour hauts faits de subordination et de docilité. Dès la levée d'écrou, survient ponctuellement le cancer qui réclame son dû, et le solde de tout compte des innombrables paquets de Gitane et des blanc-cassis. Il fera alors les trois cancers du tabac : larynx, vessie et poumon. Il se battra longtemps, en silence et discipliné, ne serait-ce que pour faire honneur au métier de sa fille ainée, qui a choisi la médecine. Puis vient l'heure de mourir, les poumons truffés de métastases. La famille est là, réunie ; il y a même ses deux jeunes petits-fils, qu'il aura eu le bonheur de voir pousser quelque temps. Mais il manque sa plus jeune fille, vivant alors à Berlin. On la prévient au téléphone de la gravité et de l'imminence de la fin. Elle décide de partir immédiatement pour Paris. Las ! une terrible tempête de neige s'abat sur le Berlin d'avant la chute du Mur, paralysant les avions sur le sol gelé de Tegel. Elle téléphone, catastrophée, son impossibilité d'arriver. La fille ainée, accompagnée de son mari, s'approche doucement du père mourant, et lui chuchote qu'une tempête retient sa plus jeune fille. Alors de sa bouche émaciée, dans un murmure exténué, mais déterminé : « Bon, je vais attendre… ». Ta plus jeune fille n'est arrivée que le lendemain après-midi. Luttant seul contre l'asphyxie, tu l'as attendue silencieusement, courageusement, puis lorsqu'elle est arrivée, tu es parti dans ta nuit…

... il y a donc ainsi ces histoires improbables, de ceux qui partent vainqueur,
qui perdent en gagnant.
Et les histoires terribles, de
ceux qui partent en ne laissant derrière eux, que perte et désolation :

L'exhibition du manque

Le père m'avait d'abord consulté, au décours d'un divorce houleux, où son ex-épouse, à moitié folle comme il disait avec douceur et regret, l'agressait verbalement et physiquement : elle le harcelait en effet au téléphone nuit et jour, le brutalisait et le frappait dans la rue parmi les passants lorsqu'il partait travailler, insultait sa nouvelle compagne sur le trottoir, la poursuivait au supermarché, faisait des esclandres sous ses fenêtres ou dans l'escalier, lorsqu'elle était saoule. Cette femme hystérique et torride lui avait donné deux enfants de la fête permanente et de tous les excès, dans ce milieu proche du show-biz et du cinéma, où il y avait eu beaucoup d'argent, de parties, d'alcool et de drogues aussi. Les enfants avaient été témoins de cette vie débridée, y avaient même participé de plus ou moins loin, sous l'œil permissif du père et dans les débordements exhibitionnistes de la mère. Celle-ci ne s'était d'ailleurs bientôt plus contentée d'être laxiste avec ses enfants, et, femelle dévergondée toujours en rut, avait fini par jalouser de plus en plus la jeunesse et la maturation pubère de sa propre fille, jusqu'à la violer devant voyeurs lors d'une partouze toxicomane. Confronté à tous ces excès effrénés, le père s'était finalement éloigné de ce milieu toxique et délétère, perdant ainsi nombre de ses clients, mais gagnant une liberté et une tranquillité, qui lui avaient permis de rencontrer une femme de grande allure et cultivée, auprès de laquelle il n'aspirait désormais plus qu'à la sérénité. Peu familier de toute psychologie et transfuge de ce milieu de licence et d'abus, il ne comprenait pas les symptômes d'anxiété et de stress qui le surprenaient par leur nouveauté. Son plus jeune fils de quinze ans environ, avait choisi de vivre chez sa mère, occultant ses saouleries, tandis que sa fille de dix-neuf ans passait d'un appartement à l'autre au gré des réserves d'alcool et de drogues, et surtout des réprimandes et remontrances du père, ou des éclats violents et agressifs de la mère. C'est dans ce contexte, que le père m'adressa sa fille, déscolarisée de longue date, déboussolée, droguée, vivant ou plutôt s'assommant la nuit d'alcool et de drogues dans des boîtes louches, où elle cherchait avidement, comme sa mère, le scandale exhibitionniste, le sexe et la drogue. Je m'attendais de sa part aux rendez-vous oubliés, aux consultations non payées, au sempiternel discours sur le besoin urgent de sevrage, la nécessité d'une désintoxication radicale et toujours remise à plus tard, aux rechutes répétées. Et pourtant non, elle ne m'aura finalement demandé de temps à autre qu'un « relaxant » pour avoir un sommeil plus facile, elle qui ne dormait que le jour, le plus souvent à moitié comateuse d'alcool nocturne. En revanche, elle s'est rapidement de plus en plus intimement confiée, sur ses fugues, ses excès alcooliques, ses errances nocturnes, ses débordements sexuels avec des inconnus de tous les sexes et de tous les milieux. Elle me confia avec une pudeur apparemment paradoxale, comment ses exhibitions sexuelles incontrôlables la dominaient totalement, et comment ses masturbations frénétiques toujours plus insatiables, la débordaient compulsivement. Elle disait utiliser pour sa masturbation nombre d'artifices, dans un registre plutôt masochiste, et elle me confia bientôt qu'elle déclenchait le summum de ses orgasmes par la strangulation. Elle avait fait dans l'enfance, au gré de ses échecs scolaires, un passage en internat religieux, et j'avais conscience de n'être pour elle qu'un confident qui ne serait pas juge répressif, un confesseur qui ne se réclamerait d'aucune morale coercitive ou normative. Et de consultation en consultation, elle parlait de plus en plus de cette masturbation effrénée, irrépressible. Un jour, elle ne vint pas à son rendez-vous, que j'avais fini par cadrer pour lui donner un minimum de limites symboliques qui ne soient pas non plus des contraintes trop restrictives. Son père apparut peu de temps après, aphone d'avoir trop pleuré, défait, laminé par le chagrin : sa fille s'était suicidée !... On l'avait retrouvée au soir, pendue à la poignée de porte de sa chambre. J'étais atterré : la douleur de ce père, sa détresse, sa culpabilité de lui avoir fait vivre l'enfance déplorable qu'il lui avait imposée, et de l'avoir laissé glisser dans cette dérive qui l'avait condamnée… Je ne pouvais m'empêcher de visualiser la scène, cette toute jeune femme déjà tellement malmenée, et maintenant étranglée, maintenant morte d'avoir voulu encore et toujours jouir plus fort, vivre plus fort dans la douleur imposée… Que fallait-il dire à ce père démoli qui ignorait tout des pratiques masturbatoires de sa fille ? Que sa fille, loin de vouloir mourir, loin de vouloir le quitter, loin de vouloir lui refuser ce que, lui, aspirait encore désespérément à partager, loin de vouloir se tuer, avait au contraire fatalement cherché ce plus d'orgasme, ce plus de jouissance, cet au-delà de la jouissance, cet au-delà du plaisir, cet au-delà de vivre… Comment lui dire, et avais-je le droit de lui dire, que sa fille ne s'était pas suicidée comme on le lui avait rapporté, mais que sa fille était morte, que sa fille s'était immolée dans une quête incontrôlable et douloureuse de plaisir ; une escalade effrénée et toujours plus démesurée d'un plaisir pourtant frustrant, car toujours insatisfait de ne pas trouver l'amour de cette mère qui aurait dû lui offrir la tendresse, au lieu de la violence et du viol, qui avaient ouvert en elle une brèche jamais refermée.

... et il y a ceux qui n'auraient eu besoin que
d'un tout petit peu d'amour, pour s'aimer
suffisamment soi-même, et pouvoir en
donner :

Pas la moindre parcelle d'amour

Elle a soixante ans, une situation bourgeoise, un couple posé sans trop d'histoire, de grands enfants qui font bien leur vie. Sa vie à elle, pudique, elle ne l'aura rapportée que par bribes gênées, presque honteuses, presque coupables. Enfant de l'immédiat après-guerre, survenue trop tôt dans un couple trop immature et qui n'aura pas eu le temps de s'étourdir du plaisir insouciant d'avoir survécu aux bombardements, aux rutabagas et aux topinambours, à l'Occupation martiale vert-de-gris et à la Résistance armée, à la privation d'adolescence, de chewing-gum et de ciné. Arrivée trop tôt, encombrant ce jeune couple désargenté sur fond de crise du logement, de tuberculose et de diplôme avorté, elle est bientôt envoyée en nourrice en très grande banlieue, chez une fermière rustique et dépravée, qui fait tantôt la pute pour nourrir sa couvée. Survivant aux sévices qui volent bas sur la nichée, en se faisant oublier, mais enregistrant tout d'une mémoire précoce et disproportionnée, elle réclamera d'elle-même de ne plus retourner là, ce qu'étonnamment ses parents entendront, pour la confier aux grands-parents, paysans misanthropes, mais heureusement aimant. Elle passera ainsi huit ans, ballottée dans la famille au gré des disponibilités, des hasards ou des opportunités. Leur situation sociale s'étant considérablement améliorée et l'office des HLM ayant bien œuvré, ses parents la reprennent enfin à huit ans dans un beau quatre pièces de banlieue, où il y a même la baignoire et la télé… Une petite sœur vient de naître de hasard ou d'un raté, et elle aussi sera envoyée avec la même sentence pour huit années chez l'autre grand-mère, frustrée sadique qui délire, et croit reconnaître sa propre fille aînée morte dans sa toute petite enfance, et qu'elle n'aura jamais oubliée. La patiente n'apporte que rarement quelques symptômes toujours organiques, habituée depuis toujours à faire profil bas pour survivre, à raser les murs pour n'être pas repérée par les ombres persistantes qui menacent toujours de rôder : de rares symptômes qui émailleront parcimonieusement cette histoire pudiquement racontée. Sa mère, a contrario longtemps histrionique et exigeante, vieillit néanmoins, puis fabrique d'authentiques pathologies qui grèvent bientôt son autonomie. Je m'étonne un jour de voir que, mal aimée, jamais tendrement portée, jamais chouchoutée, elle me dise répondre néanmoins au plus futile appel de sa mère, pour l'aider : « Elle pourra m'appeler, me siffler autant qu'elle voudra, à quelque heure que ce soit, j'accourrai. Mais elle ne recevra jamais de moi la moindre parcelle d'amour !!! ».

... il en est ainsi,
qui refusent de donner
ce qui leur a manqué ;
et il en est aussi,
qui avouent
l'amour
dont ils ont été
comblés :

Comme ma mère

Bien des années ont passé depuis mes plus jeunes années de médecin et ses plus jeunes années de patiente, quand elle m'amenait, au sortir de l'école où elle était institutrice, les bras chargés des courses du soir, son petit dernier fiévreux, puis les soucis avec cette aînée surdouée, et enfin ses inquiétudes et ses ennuis avec son puiné nonchalant et plus tard drogué. Le temps a passé, son divorce aussi, qui me l'avait un temps régulièrement ramenée vers mon cabinet devenu pourtant plus lointain pour elle depuis son déménagement. Et puis, le temps a encore égrené des décennies où je ne la voyais plus guère, du fait de son éloignement, et de son emploi du temps de directrice d'école, devenu trop chargé. Vint enfin ce jour tardif où elle est là pour me dire ce qu'elle croit ne pouvoir dire qu'à moi, pour me présenter ce dont elle souffre et que je serais le seul à pouvoir amender. Et je fais ce travail, et je continue ce qui finalement la maintient et nous tient depuis tant d'années. Elle le sait, elle le sent, elle le perçoit dans ses symptômes qui le disent, puis s'amenuisent, prennent sens et enfin s'effacent en silence. Alors, s'adressant sans doute à nous deux qui ne sommes plus jeunes du tout, et qui n'avons plus rien à nous prouver, ni nous cacher à nous-mêmes, ni peur d'avouer à l'autre, elle dit soudain : « Vous, je vous aime comme ma mère ! ... ».

… il en est ainsi, qui offrent de
l'amour, fort et humble
sans ambiguïté ;
et il en est d'autres
qui ont de l'argent à revendre
et de l'amour à acheter :

L'héritage

Il avait déjà quelques soixante-dix ans passés, quand je n'en avais qu'une trentaine, et le recevais dans mon jeune cabinet. Il avait du bien parce qu'il avait fait quelque fortune avec son atelier d'étains, je crois me souvenir, au temps où dans ce quartier parisien, existaient encore des ateliers... Il était seul, veuf ou divorcé ; et m'aimait bien, je le sentais confusément, et sans doute plus pour ce que je représentais pour lui, que pour la médecine très banale dont je le faisais bénéficier... Il venait régulièrement, bien que je ne me souvienne plus qu'il ait souffert d'une pathologie imposant ces consultations. Je crois maintenant qu'il était seul, très seul, et qu'il ne savait peut-être pas le dire, et moi surtout pas l'entendre... Il vient consulter un jour, un jour comme les autres, et je ne me souviens pas qu'il y ait eu un motif plus grave ou plus pressant. Il me dit ce jour-là : « Docteur, vous savez que je suis seul ici, que je n'ai plus vraiment de famille. Mes fils..., nous ne sommes même pas vraiment fâchés, travaillent intensément en province, et ça fait longtemps qu'ils ne me téléphonent même plus au Nouvel An ! moi non plus... Ma fille vit une vie marginale avec un incapable, drogué et alcoolique, qui la bat ; elle en a honte ! et moi aussi... Je ne suis pas sûr que mes petits-enfants sachent qu'ils ont un grand-père ! En tout cas, ils ne l'ont jamais eu vraiment, et moi, je ne suis pas sûr de me souvenir de leurs prénoms... Alors, comme j'ai un peu de fortune, docteur, j'ai pensé que ce serait bien que vous en héritiez s'il m'arrivait quelque chose ». J'étais soufflé ! mais il m'est d'abord revenu en mémoire un proverbe amérindien d'une ethnie que j'ai oubliée, qui énonce que « la terre des ancêtres, on la reçoit moins de ses parents, qu'on ne la lègue à ses enfants ». Ainsi, je restai pantelant, paralysé par la somme que pourrait représenter cet argent pour un jeune médecin noyé dans les remboursements d'emprunt, les chèques pléthoriques pour la CARMF, les prélèvements exorbitants de l'URSSAF, etc ; sans voix devant l'incompréhensible nécessité intuitive qui commandait de refuser cette offre trop alléchante ; par quelque chose d'autre, un je ne sais quoi de bien plus grave, qui semblait tapi derrière ce don trop généreux pour n'être pas ambigu... J'ai refusé comme il se devait ; et sans vraiment savoir pourquoi : peut-être la sagesse proverbiale de ces indiens pieds-nus sur leur terre sacrée... Surtout, je n'ai pas su lui expliquer pourquoi, mettre quelques mots sur cette offre, donner quelque sens à mon refus. Quelque temps plus tard, la gardienne de son immeuble m'apprit qu'il était mort ; elle ne savait pas comment ni de quoi. J'ai toujours pensé, toujours su, qu'il s'était suicidé... Et je me demande aujourd'hui si mon refus intuitif au nom d'une éthique professionnelle que je maîtrisais de toute façon mal à cette époque, n'avait pas précipité sa perte, lui faisant prendre conscience, à lui, oublié ou rejeté par les siens, peut-être justement à cause de sa fortune, que même son argent ne pouvait lui faire acheter un peu de sollicitude, même à un professionnel dont la sollicitude, le soin et la perte sont précisément le métier.

... et moi aussi,
je n'en suis pas fier,
j'ai pu
ne pas aimer :

L'invisible

Hommage tardif, sans doute maintenant posthume, à toi, que je n'ai jamais aimée. Tu étais toute grise et effacée, tapie dans votre vieil appartement auprès de ta vieille mère acariâtre et tyrannique, que, jeune médecin, j'allais consulter. Tu étais toujours en retrait, silencieuse et renfermée. Tu lui obéissais toujours, instantanément, sans broncher, et je te voyais ainsi souvent me dépasser dans l'escalier, courant acheter les médicaments que je venais de prescrire. De toi, tu ne parlais pas, tu ne disais rien, et ne me demandais rien. Et puis le temps, la vieillesse ou je ne sais plus quelle occurrence que j'aurais peut-être mal traitée, je ne me souviens plus (tu vois, c'est déjà ça que tu as gagné…) ont emporté ta mère, sans que tu te sois plainte ni que tu n'aies en rien récriminé. Et ta mère enterrée, je t'ai vue apparaître en mon cabinet pour des consultations répétées. Trop jeune, trop peu expérimenté, je n'ai pas d'abord repéré que ta défroque de taupe triste et grise avait déjà mué. Je n'ai pas repéré que ton visage avait changé, que tes yeux s'étaient éclairés d'un feu que je ne leur imaginais même pas. Et puis on peut se le dire, maintenant que je te rattrape, où que tu sois désormais passée : à cette époque tu étais déjà vieille, et d'ailleurs tu l'avais sans doute toujours été, chandelle mouchée probablement dès l'enfance, braise toujours étouffée. Et puis tu étais assez laide aussi ; oh pas l'horreur de ces visages féminins caricaturés par une disgrâce, de ces corps pantins injustement ridiculisés par une difformité imméritée. Non, tu étais seulement laide de n'avoir jamais été aimée, de ne t'être jamais aimée, de n'avoir jamais joui de toi-même, de n'avoir jamais vraiment existé, de n'être qu'un vain simulacre raté de féminité. Ainsi, je t'avais juste entrevue, jamais vraiment regardée puisque tu ne parlais pas, que tu ne donnais rien à voir, que tu ne savais même pas que tu pourrais être regardée, écoutée, reconnue. Aussi, je n'ai donc rien vu, rien entendu, rien repéré quand ton apparence a changé, et que ton corps s'est redressé. Tu avais déménagé ; tu avais emménagé tout près de mon propre cabinet. Je n'avais rien compris, car je ne t'avais jamais vraiment considérée, quand tu étais venue, consultation après consultation, me raconter des péripéties compliquées où tu avais été la proie naïve d'agents immobiliers sans scrupules, la victime d'escrocs sans morale ni pitié, qui t'avaient racheté l'appartement de ta mère, ce triste nid où tu t'étais étiolée, à prix scandaleusement bradé, pour te vendre ce nouveau bien au-dessus du prix du marché. Je t'avais seulement entendue, jamais vraiment comprise, et, lassé, j'avais dû prescrire tantôt quelque anxiolytique banal, tantôt quelque hypnogène sans danger ni grande efficacité. Et puis un jour de plus où tu me contais tes mésaventures et tes déboires financiers, j'avais pensé trop fort ou carrément lâché : « Mais pourquoi avoir quitté l'appartement de votre mère qui avait au moins le mérite d'exister sans difficultés ? ». Et tu m'avais regardé d'un regard que j'ai sans doute évité ou pas voulu identifier, et avais répondu : « pour quitter un appartement vieillot et me rapprocher de mon médecin… ». Je n'ai sans doute rien compris à cet aveu pudique et mélancolique, et me suis empressé d'oublier. J'ai constaté ensuite que ses consultations se sont espacées, ou se sont peut-être même arrêtées d'emblée, je ne me souviens plus. Quoi qu'il en soit, elle s'est sans doute fait happer dans une patientèle plus récente, par un confrère plus disponible, ou surtout plus attentif et empathique. Et puis le temps s'est évaporé comme mon intérêt pour elle. Un jour sur le trottoir indifférent de bruine, j'ai croisé à nouveau sa silhouette furtive de froideur et de grisaille, et son regard à nouveau éteint m'a repéré. Ici, maintenant, j'espère l'avoir au moins toutefois vaguement saluée, car je me souviens bien, qu'une fois de plus, je ne me suis pas arrêté…

... il en est ainsi,
que jeunesse et immaturité obligent,
on a pas su voir ;
il en est d'autres,
que maturité et expérience aidant pourtant,
on a pas vu non plus :

Le frère…

Pourquoi est-ce que je ne me souviens plus maintenant que d'un seul de ces deux frères ? De celui qui a survécu ? De celui qui était le plus sociable, le plus sympathique, le moins solitaire, le moins silencieux, le moins malade ? Le premier était discret, secret, manifestement seul, triste peut-être, et sobre en paroles, même lorsqu'il me présenta une gêne pharyngée qui devait s'avérer être un cancer de l'amygdale. Économe de contacts humains, il avait été également économe de médecins, et n'avait consulté que très, trop tardivement. Dès le diagnostic, la tumeur était trop évoluée et déjà métastatique. Il subit une lourde intervention très délabrante, qui le mutila sévèrement. Il endura également sans broncher ni se plaindre, une radiothérapie pénible et prolongée. Ce fut en vain. Sur la fin, il devait souffrir probablement beaucoup, mais ne se plaignait pas, et ne réclamait même pas spontanément d'antalgiques. Il fallait lui en proposer pour qu'il confirme en avoir besoin. Il était si discret, que le service hospitalier lui-même, l'oubliant sans doute, avait omis un temps de me donner de ses nouvelles. Ce service d'oncologie où il resta hospitalisé sur la fin, l'adressa un jour en unité de soins palliatifs. Il y mourut sans éclat. Finalement, je n'aurai jamais rien su de lui. Après sa mort, son frère vint me consulter. Devant le patronyme déjà connu, je demandai quel était le lien de parenté. Ce nouveau patient me confirma qu'ils étaient frères, et que celui que j'avais connu était en effet très taciturne, très secret. Ce fut sa seule oraison funèbre. Même mort, je n'appris rien sur lui. Par contre, le deuxième frère, très agréable, très avenant, occupant facilement l'espace, était très communicatif. Au terme d'une brillante carrière administrative rondement menée, il avait pu prendre une confortable retraite anticipée, et vivait dorénavant dans la lumineuse Toscane auprès d'une épouse chaleureuse et aimante. Tout allait pour le mieux pour lui, hormis quelques disparates petits symptômes qu'il préférait venir traiter en France, car les soins y étaient, selon lui, plus accessibles, moins chers et de bien meilleure qualité qu'en Italie. Je l'ai donc connu comme cela, et je dois avouer qu'il m'était très sympathique, peut-être parce qu'il avait également le bien-être contagieux. C'est précisément ce que je me reproche aujourd'hui, à l'heure où je suis à si grande distance de l'un comme de l'autre frère. Pourquoi est-ce que je me souviens de celui qui était le plus chaleureux, et manifestement le plus rapidement oublieux, même de son propre frère, alors qu'il ne me reste quasiment plus rien de celui qui a disparu dans un oubli impardonnable ? Comment ne suis-je pas allé plus au-devant de celui qui en avait sans doute le plus besoin, qui ne demandait rien, qui parait avoir vécu dans la solitude, qui est mort sans nul doute de même, et qui semble avoir été oublié de son propre frère comme de moi-même ?

... et de même qu'il y a la cécité coupable,
il y a aussi la compassion pour
les mal-aimés,
qui ne rend pas plus fier,
et fait,
tout comme eux,
se détester :

La répétition

Quand je le vis pour la première fois, j'hallucinai et me demandai même si ce n'était pas une blague, un coup monté. « Bonjour, asseyez-vous, je vous en prie ». « Bo'-bo'-bo'-bo'-bo'-bo'-bo'-bo'-bo'-bo'-bo'-bo'-bo'-bo'-bo'-bo'-bo'-bo'-bo'-bo'-bo'-bo'-bo'... ». Je n'osai à peine y croire... Jamais vu ça ! A ce point-là ?... « Oui, bonjour, qu'est-ce qui vous amène ? ». « Bo'-bo'-bo'-bo'-bo'-bo'-bo'-bo'-bo'-bo'-bo'-bo'-bo'-bo'-bo'-bo'-bo'-bo'-bo'-bo'-bo'-bo'... ». « Très bien. Heureux de faire votre connaissance. Que vous arrive-t-il ? ». « Leme'-leme'-leme'-leme'-leme'-leme'-leme'-leme'-leme'-leme'-leme'-leme'-leme'... ». Je commence à sérieusement douter ; ce n'est pas possible ! « Leme'-leme'-leme'-leme'-leme'-leme'-leme'-leme'-leme'-leme'-leme'-leme'-leme'-leme'... ». « Oui, je sais, vous me l'avez déjà dit, mais je...». « Leme'-leme'-leme'-leme'-leme'-leme'-leme'-leme'-leme'-leme'-leme'-leme'-leme'... ». Et brutalement, sans prémisse, parfaitement articulé, fluide, même avec une certaine grâce mutine : « Oui, voilà, voilà ; c'est comme ça ». Oups !!! Ça fait déjà dix minutes que je n'en sais pas plus que bobobo et lemelemeleme, et voilà qu'il me gratifie de ce discours édifiant, totalement intelligible, à peine un peu rapide, et sur un ton discrètement badin. C'est pas possible ! Mais si, ça l'est : « Je-je-je-je-je-je-je-je-je-je-je-je-je-je-je-je-je-je... ». Bon Dieu, ça recommence, il va vouloir me dire « Je voulais vous rencontrer parce qu'un voisin, d'ailleurs parfaitement aimable et qui a une petite fille adorable, une petite blonde avec des nattes, qui va à l'école sur l'avenue, m'a donné votre adresse en vous recommandant chaleureusement, d'autant que je présente les mêmes symptômes... ». J'ai toujours remarqué que les bègues essayaient d'autant plus de faire de longues phrases... Parti comme il est parti, ou plutôt pas près d'arriver, à ce rythme-là, on en sera à « symp'-symp'-symp'-symp'-symp'-symp'-symp'-symp'-symp'-symp',.. » dans neuf jours et huit nuits, et donc on sera tous deux morts de soif bien avant. « Bon, je constate que vous avez quelques difficultés d'élocution : le stress de la première rencontre, sans doute ? A moins d'un léger bégaiement, peut-être ? Ne vous inquiétez pas, ça peut arriver à n'importe qu'-qu'-qu'-quiiiiiiiiiiiii... ». Bon sang, il m'a contaminé, le bougre ! Je lui tends un papier et un crayon, en ajoutant, suavement : « Tenez, écrivez, pour commencer ; ça va sans doute vous décontracter ! ». « Jeuv'-jeuv'-

jeuv'-jeuv'-jeuv'-jeuv'-jeuv'-jeuv'-jeuv'-jeuv'-jeuv'-jeuv'-jeuv'-jeuv'-jeuv'-jeuv'-jeuv'-jeuv'-jeuv'-jeuv'-jeuv'... ». Bordel, c'est pas possible, il va pas encore passer dix minutes, rien qu'à essayer de me dire merci pour le papier ! « Non, non, je vous en prie, ne me remerciez pas, c'est tout naturel ». Et pourquoi il n'écrit rien ? Il ne bouge pas. Mais, ah non, c'est pas possible. « Vou'-vou'-vou'-vou'-vou'-vou'-vou'-vou'-vou'-vou'-vou'-vou'-vou'-vou'... Oui, voilà, voilà ; c'est comme ça ». On s'en sortira jamais, on est foutus !... Ça fait trois quarts d'heures qu'il est en face de moi, par ailleurs parfaitement sympathique, et la seule chose intelligible, c'est : « Oui, voilà, voilà ; c'est comme ça ». Ecrivez-moi ce qui vous amène. « Je-je-je-je... ». « Je comprends, je comprends, je comprends, je comprends ! ». Bon Dieu, ça y est, il m'a déjà refilé une écholalie. Je sais que je ne manque pas d'empathie, mais alors là, il est fort, très fort, très, très fort. « Ecrivez, écrivez, écrivez,... ». C'est pas possible, je suis atteint ; il m'a eu ! Il commence enfin à écrire, d'une belle écriture en fait, quelques lignes bien calligraphiées, non, pas mal de lignes déjà, non, pas du tout, une page entière, et il n'a pas fini ! « Pou'-pou'-pou'-pou'-pou'-pou'-pou'-pou'-pou'-pou'-pou'-pou'-pou'-pou'-pou'-pou'... ». « Oui, oui, oui, oui, pas de problème, je vous en donne une deuxièmmmmmmme ! ». « Mer'-mer'-mer'-mer'-mer'-... ». « Y'a pas de qu'-qu'oiiiiiiiiiiii !... ». Déjà la deuxième page noircie de sa belle écriture... Bon, OK, j'ai pigé, pas la peine d'attendre et de perdre encore du temps « Tenez, une autre feuille, mais essayez de condenser, de résumer un peu..., s'il vous plait ». Ça fait maintenant trois heures cinquante minutes que nous sommes face à face, et il semblerait que la salle d'attente soit pleine ; non, plus vraiment : en réalité, le trop plein a déjà débordé sur le balcon. Aïe, la balustrade vient de céder ; une grosse grappe humaine indistincte de bras, de jambes et de têtes, vient de choir sur le trottoir. Ah, ça y est, il a fini. Il me tend poliment dans un sourire satisfait les trois feuillets : « li'-li'-li'-li'-li'-li-li'-li'-li'-li'-li'-li'-li'-li-li'-li'-li'-li'-li'-li-li'-li'». « Oui, bien entendu, que je vais lire ce qui vous amène ». Ça fait quatre heures dix minutes d'endurance, que je me demande avec une impassibilité exemplaire ce qui vous arrive, je ne vais pas en rester là, pile avant le dénouement de ce suspense haletant. « Exc'-exc-exc'-exc'-exc-exc'-exc-exc'-exc'-exc-exc'... ». « Non, non, je vous en prie, c'est mon travail, c'est tout à fait normal ». Tiens, c'est curieux cette foule sous mon balcon ; et puis ces banderoles, un porte-voix, des slogans... Etrange... Je lis les trois feuillets qui racontent une histoire complexe d'accident de travail, plus ou moins reconnu par l'employeur, plus ou moins en litige de reconnaissance par la CPAM, ayant fait plusieurs rechutes tout aussi litigieuses, ayant fait l'objet de plusieurs évaluations d'invalidité permanente partielle, ayant été plusieurs fois contestées avec querelles d'experts, etc, etc. L'horreur ! le pire de ce que les médecins redoutent, à cause du côté insatisfaisant et horriblement chronophage. La prise en charge en est extrêmement difficile et d'issue toujours incertaine, sachant surtout que ces situations inextricables font le plus souvent le lit d'authentiques sinistroses, et parfois même de véritables paranoïas avec délires de persécutions, etc. L'horreur ! déjà pour n'importe quel médecin aguerri face à n'importe quel patient « normal », mais alors là, en plus, avec cette difficulté de communication… D'autant que le malheureux infirme, qui n'a sans doute pas rencontré depuis l'enfance autant de patience, de sollicitude et d'empathie, me gratifie d'un sourire reconnaissant et, sort de sa poche de veste, une grosse liasse de feuillets,… non ! une petite brouette habilement dissimulée pleine de…, non, non ! c'est en réalité un gros semi-remorque plein jusqu'à la gueule de paperasses administratives maculées de tampons de tous ordres. Après ces cinq heures et demie sans boire, sans manger ni pisser, je commence insidieusement à ressentir une discrète lassitude, d'autant que par la fenêtre je vois une division de CRS se mettre en position face à la foule déchainée sous mon balcon, non ! qui en fait, obstrue maintenant toute l'avenue, tandis que l'on perçoit nettement dans le ciel le bruit de pales d'hélicoptère. Passant intuitivement en coma vigile, je prends connaissance des quelques tonnes de formulaires abscons et de comptes-rendus contradictoires, et comprends vaguement que le patient a sans doute réellement subi, il y a déjà longtemps, un accident de travail sur la chaine de montage nocturne, où il a sans doute été relégué du fait de son incommunicabilité complète, « pas comp'-comp'-comp'-comp'-comp'-comp'-comp'-comp'-comp'-comp'-comp'-comp'… ». « Oui, bien sûr, bien sûr, bien sssssssssûrrr, pas complète, pas complète, pas compl'… », et où il essuie chaque nuit les moqueries, les quolibets, les remarques vexantes, sadiques, voire racistes - j'ai omis de mentionner qu'il était métis alsacien-basque - de collègues qui ne sont pas forcément tous de fûtés chefs de file de chapelles de nouvelle philosophie en vue, ou de mouvements alternatifs d'épistémologie en vogue. Quoi qu'il en soit, je commence, après seulement six heures quarante minutes de consultation non-stop dans ce coma devenu un peu plus profond, à ressentir l'enfer de rejet et de railleries que cet homme a dû vivre depuis sa plus petite enfance. Sa bouée de secours inattendue, a été cet accident de travail, peut-être authentique au départ, qui lui permet de fuir la persécution. Comme il travaille de nuit, il n'y a, proche de son atelier, ni infirmerie ni médecin. Dès la première altercation, il se rend à chaque fois directement chez le chef de service qui ne perd pas les six heures vingt minutes…, non ! sept heures quinze, que je viens de passer sur son cas, à essayer de comprendre ses doléances, et qui pour se décharger de toute responsabilité, appelle une ambulance qui l'emmène aux urgences !!! Et le lendemain, la médecine du travail, qui elle non plus n'a pas la patience de passer comme moi huit heures douze minutes avec lui, lui fait d'emblée un certificat d'incapacité temporaire, en le renvoyant chez son généraliste pour prescrire l'arrêt de travail. Bon je suis content, ça m'a pris un peu plus de dix heures, mais j'ai finalement compris l'enchainement inflationniste de ce fonctionnement devenu fou. Mais voilà que mon empathie fait ma perte, car le patient revient, et revient, et revient, et rev'-rev'- reviiiiieeeeeeee'… Et le patient use, et abuse, et abuse encore, et abuse toujours, tandis que les CRS lourdement casqués et armés de lance-grenades derrière leurs boucliers, avancent au-devant de la foule en délire d'où fusent déjà les pavés et les premiers cocktails molotov, et que j'entends au loin monter le cliquetis des chenillettes… Il abuse tellement, qu'un jour je n'en puis plus de ma propre compassion, de ma commisération, presque de ma pitié, et sortant de mes gonds devant une énième demande d'arrêt ou de contre-contre-contre-expertise, je m'autorise à dire « j'en ai marre de votre stratégie où vous utilisez votre infirmité pour abuser tout le monde, moi le premier ! Vous vous êtes suffisamment foutu de ma gueule !!! ». Instantanément, ses yeux se remplissent d'authentiques larmes - et croyez-moi, ça fait drôle, les larmes d'un sang-mêlé corse-breton !… -, son visage se décompose réellement, et du tac au tac, de sa belle voix lumineuse noyée de sanglots, il me confie en treize heures quarante-huit minutes chrono : « Je ne me suis jamais foutu de votre gueule ; je vous respecte ; et vous êtes le seul, depuis toujours, qui ne se soit jamais moqué de moi… ».

... il y a donc ainsi ceux dont on s'est toujours moqué,
et il y a ceux,
détestables,
qui ont toujours été
détestés :

Détestable

Elle était de ces gens, j'ai envie d'écrire de ces femmes, puisque pour elle, il y avait comme une revendication de nature vraiment générique dans son comportement, de ces femmes qui s'appliquent dès le premier instant, dès le premier regard, à se rendre détestables, à être détestables. Elle avait exactement mon âge : elle semblait une de ces Folcoche émergées du nœud de vipères d'une sous-préfecture suspicieuse et rance de la Troisième République. Tout dans sa mise terne et sans âge, presque sans aucune féminité ou plutôt, très appliquée à renier la féminité par ses blouses fades et grises, trop longues et trop laides, était détestable. Tout dans sa posture trop roide et trop polie, non pas obséquieuse, mais de cette politesse qui est un défi et un rejet d'autrui, était détestable. Guindée, elle pénétrait mon bureau d'un aigre « Bonjour docteur ! », instantanément contredit par une récrimination qu'elle voulait blessante, parce qu'elle avait trop attendu dans la salle d'attente pleine, ce qui signifiait que je faisais de l'abattage ; parce qu'au contraire celle-ci était vide, ce qui démontrait bien que j'étais en train de perdre ma patientèle par négligence ou incompétence ; parce que la consultation du patient précédent avait duré bien trop longtemps, la sienne étant toujours bâclée... Elle enchainait sans faiblir que le traitement que je lui avais prescrit lors de la consultation précédente avait, comme d'habitude, été totalement inefficace, ou avait suscité des effets indésirables que j'aurais d'ailleurs dû connaître puisqu'ils étaient pourtant clairement indiqués dans la notice destinée au banal grand public. Sur mon invitation tantôt lasse, tantôt désabusée, elle énonçait ses doléances ou ses symptômes, qu'elle ponctuait d'une ébauche presque spastique de rire sardonique, pour m'asséner que de toute façon, je ne pourrai, ou plutôt ne saurai, rien y faire. Elle ne me mettait pas au défi comme certains, elle m'engluait de son babil vénéneux, me paralysait dans mon impuissance anticipée, mon incompétence flagrante et inqualifiable. Je tenais ce discours fâcheux et ce comportement malsain, pour les symptômes d'une pathologie de la personnalité que je n'avais surtout pas envie de questionner ou d'explorer. Elle revenait souvent en effet, sur un devoir imposé d'aller chaque week-end rendre visite à sa mère seule et prétendument dépendante dans une trop lointaine banlieue, trop difficile d'accès, au trafic désespérément embouteillé, aux commerces trop inaccessibles ; une marâtre jamais satisfaite, et qui ne lui témoignait jamais la moindre reconnaissance. J'avais bien entendu pressenti là, une origine psychotraumatique à son comportement, mais me gardais bien d'investiguer, n'étant moi non plus jamais satisfait de ces consultations bien trop décevantes. Je me hasardai un jour à lui demander pourquoi elle revenait me consulter puisque je ne réussissais jamais à résoudre ses problèmes ? A quoi elle avait immédiatement rétorqué que « c'était encore pire ailleurs », et « qu'au moins ici, c'était pas cher » et « qu'on attendait pas trop » : rien que des dénigrements vexants, là où c'était censé me faire mal. En fait, je subissais ses piques meurtrières comme on supporte le spectacle nauséabond de vomissements fécaloïdes, contre lesquels on se blinde par le déni ou l'indifférence. Les consultations se répétèrent ainsi, le temps passa, les décennies même, sans que grand-chose de cette dynamique se modifiât. Elle avait développé une dyslipidémie très athérogène avec quelques facteurs de risque cardio-vasculaire vis-à-vis desquels les recommandations officielles invitaient au traitement médicamenteux. Mes explications sur le bien-fondé de cette prévention furent bien entendu au fur et à mesure moquées, dénigrées, contrecarrées, rejetées, et lorsque je terminai en argumentant que je lui avais suffisamment expliqué le problème, mais qu'en effet elle était libre de ne pas se traiter préventivement, elle se braqua presque violemment en réclamant « la prescription de ce traitement, que de toutes façons elle ne prendrait pas, et qui ne lui ferait sans doute que du mal » … Elle m'irritait ; et, détestable, je la détestais, mais la supportais comme on s'habitue à un symptôme peu ragoûtant. Vint un jour de grand dépit, et étrangement calme, je me surpris à lui demander très sincèrement « Si elle faisait toujours ainsi tout pour se faire détester, partout, et par tous ? ». Mais je le lui demandai sans aucune agressivité, sans quérulence, au contraire avec beaucoup de placidité, de curiosité, presque d'intérêt pour cette tournure caractérielle ! Et là, pour la première fois, elle abandonna à l'instant sa logorrhée sarcastique haut perchée, et d'une voix mate et attristée, me dit que « Oui, partout, elle était détestée de tous : par ses collègues à son travail, par ses voisins dans son immeuble, par ses commerçants dans son quartier, par sa famille, partout ; et surtout par sa mère, depuis toujours... Elle n'avait jamais connu que ça ; sa mère ne lui avait jamais témoigné que ça, montré que ça, transmis que ça, et elle ne savait faire que ça… ». Ce fut un invraisemblable moment de grâce : un phylactère inattendu et miraculeux flotta un temps en apesanteur dans mon bureau. Ebahis et fascinés, nous l'observâmes en silence s'évanouir lentement. Elle reprit alors pour toujours son attitude, et moi la mienne. Mais désormais dans ses mots toujours aussi acerbes, miroitait parfois en filigrane la trace évanescente du furtif arc-en-ciel qui avait un jour brièvement émergé de tout ce fiel.

... comme s'il fallait absolument
détester ou
se détester,
quand il est déjà si tentant
d'être pitoyable... :

« Les Misérables »

Deux monstres. C'étaient deux monstres, tapis à l'affût dans leur domicile d'une impasse étroite et tortueuse du vieux quartier. A chaque fois que je me rendais chez eux, je me représentais l'épouse comme une venimeuse tarentule aux doigts crochus, au sourire hypocrite sur dentier branlant, encoignée dans l'ombre, en attente du moment propice pour fondre sur sa proie. Lui, Quasimodo d'allure fourbe, surgissait du fond de l'appartement, avançant en crabe sur ses jambes terriblement arquées, sa gibbosité caricaturale précédant presque une face lunaire aux joues couperosées, qui postillonnait d'abondance des « mais entrrrrez donc, docteurrrr, venez, veneeez, veneeeeeeez » parfaitement inquiétants. En fait, ce qui était le plus inquiétant, ce n'était pas leurs difformités respectives ; c'était leur comportement. Les deux mygales semblaient m'attirer au plus profond de leur antre poussiéreux, pour mieux m'emprisonner dans leur toile. Ils avaient tous deux travaillé dans l'Assistance Publique, elle comme fille de salle, et lui comme brancardier, et à ce titre, ne cessaient de marchander, de revendiquer, à chaque phrase, à chaque symptôme, un rabais sur les honoraires à payer. Les deux monstres surenchérissaient ainsi, cumulant leurs symptômes, intriquant leurs antécédents, négociant les traitements, et convoquant sans cesse une parenté hospitalière qui justifierait bien une petite ristourne, « n'est-ccccccceeeeeeee pa', docteuuurrrrrrrrr ? ». Insupportable ! Venait bientôt l'heure du départ, mais d'abord celle du paiement des honoraires… La veuve noire, trainait ses longues pattes croches de buffet en armoire, recherchant à haute et surtout trop intelligible voix, un chéquier hypothétique qu'elle ne retrouvait décidément pas. Il fallait patienter et supporter sans nausées l'exploration infructueuse de la penderie, de la table de cuisine, de la commode, de la panetière, pour finalement le retrouver, avec un rire sardonique sonnant faux, dans une table de chevet. Mais la pantomime ne s'arrêtait pas là ! Retroussant ses lèvres sèches sur des chélicères bringuebalants, l'arthropode présentait prudemment, puis reprenait, puis proposait à nouveau, narquoise, le chéquier attendu, en sifflant doucereusement que je rédige le chèque, l'aragne ne retrouvant pas ses lunettes… Elle était plus vraisemblablement analphabète, ce qui ne l'empêchait pas, suspicieuse, d'approcher son crâne dégarni de plus en plus près de mon stylo courant sur le papier, et de ravir promptement le chéquier dès la fin de la rédaction. Le chéquier à nouveau dans ses griffes, elle déchiffrait laborieusement d'un doigt noueux chaque mot tracé, et m'en demandait sournoisement la traduction, avant que de se forcer à contre-cœur à lentement signer. Ce qu'elle ne faisait qu'en levant dix fois vers moi un visage implorant la dispense, de cet insupportable sourire mielleux sur dentier fugitif… Cent fois, j'ai pensé refuser la visite, mais n'ai pas su m'y résoudre, me persuadant que mon rôle était aussi de prendre soin de ceux ou de ce qui est apparemment le moins ragoûtant. Cent fois, j'ai songé claquer la porte en méprisant leur chéquier, ou mieux, en leur abandonnant avec mépris le chèque enfin signé. C'est l'image d'un sordide sabbat de sorcières dansant dans la jouissance sa piètre victoire, qui m'a retenu. Au prix de quelle nausée ! De quel dégoût encore tenace aujourd'hui ?!... Et du dégoût de quoi ?... Ou de qui ?...

... il en est ainsi, de
lamentables et minables,
et d'autres,
calamiteux et pitoyables :

Les frères ennemis

Je ne connaissais que deux des trois frères, et n'avais jamais vu l'aîné ; je ne me souviens pas de ce que l'on m'en disait, si tant est qu'on ne m'en ait jamais dit grand-chose. La jeune sœur, elle, née une quinzaine d'années après le dernier frère, vivant toujours au domicile de ses parents, était venue me consulter deux ou trois fois : elle finissait des études d'assistante sociale, et paraissait « normale ». Ce n'était pas le cas de ses deux frères… Tout ce beau monde était né dans un petit appartement de ces vieux HLM au-delà des boulevards des maréchaux, essuyant jour et nuit la rumeur obsédante du Terriféric, de parents prolétaires aux fins de mois difficiles, et à l'alcool et aux coups faciles. Les deux frères se haïssaient ; se rencontraient encore de temps à autre, mais se haïssaient toujours. Cela remontait peut-être à cette histoire de poignet du plus jeune, et que l'un comme l'autre évoquait facilement, le benjamin en exhibant une main franchement tordue, qui l'aurait d'ailleurs empêché d'embrasser la carrière incandescente du guitariste ou du pianiste virtuose, qu'il aurait dû être. L'aîné, à peine assis dans mon bureau récriminait en d'interminables diatribes sociologiques, urbanistiques, anthropologiques ou littéraires. Ils étaient l'un comme l'autre gardiens de square, blâmaient tous deux l'incompétence avinée de leur hiérarchie, fustigeaient le je-m'en-foutisme chronique de leurs tire-au-flanc de collègues, et fulminaient contre l'ineptie des règlements internes. Le plus jeune, marié et père de deux enfants, logeait de l'autre côté du périphérique avec sa famille dans un trop petit appartement mansardé, encombré des multiples vêtements et chaussures de son épouse trop coquette, et du peu de jouets des enfants. L'ainé s'était marié à une fonctionnaire réunionnaise dont il vitupérait l'impéritie professionnelle, l'origine familiale crasse et la rusticité culturelle. Les conjoints avaient donné naissance à un fils dont le père déplorait depuis toujours la perméabilité à l'influence maternelle, responsable de ses échecs scolaires et de sa balourdise intellectuelle. Ce couple s'était également installé à proximité des parents, de l'autre côté du périphérique, dans un HLM du boulevard extérieur. Il avait tenu quelques années, puis s'était dissous dans l'incompréhension et l'absence de connivence, apparemment sans violence ni conflit, et le mari avait pris le large, pour s'échouer dans une impasse à une cinquantaine de mètres de sa femme. Ils n'avaient jamais divorcé. Chez l'un ou l'autre frère-ennemi, les prétextes somatiques justifiant leur consultation s'estompaient rapidement au profit d'un intarissable verbiage diffluent. Le discours de chacun commençait invariablement par un dénigrement vindicatif de l'autre, et parfois une évocation de la fameuse et fatidique fracture du poignet, puis chacun rabâchait ses marottes et ses obsessions. Le cadet me parlait le plus souvent de la musique qu'il allait composer, ou qu'il était en train de composer, et qu'il ne pouvait que rarement jouer sur sa guitare, du fait de la proximité de sa famille dans cet appartement si exigu. Puis un jour, il me parla du synthétiseur d'occasion qu'il avait acheté, et me détailla de consultation en consultation les difficultés techniques rencontrées pour son branchement, ses réglages, ses améliorations, ou ses dépannages. J'étais bien entendu tenté d'abréger cette logorrhée en demandant de revenir au motif de la consultation, mais à sa manière de revenir incessamment à ses difficultés avec le synthétiseur, il fallait bien admettre que ces péripéties étaient précisément l'objet de la consultation, et qu'on devait sans doute se garder de déstabiliser un psychisme aussi borderline en cherchant trop à le réorienter vers un discours « normal ». Pendant ce temps, le frère aîné, lui, m'entretenait des livres qu'il avait trouvés, achetés, à quel prix, dans quelle boutique, et sur ce qu'ils lui livraient comme information. Ses choix étaient très éclectiques et apparemment plutôt guidés par la modicité du prix, ou le hasard de la découverte, alors que paradoxalement, il ne semblait jamais en emprunter en bibliothèque. Et lui aussi, après s'être lancé dans un pamphlet inaugural contre son frère, où la jalousie infantile le disputait toujours à la rancœur présente, se laissait aller à me raconter les circonstances détaillées de son dernier achat de livre d'occasion. Là aussi, il ne servait à rien de chercher à le réorienter sur sa pathologie et sa demande : l'énoncé du titre, un long résumé détaillé de la teneur de l'œuvre, souvent à partir de fiches rédigées d'une écriture appliquée et besogneuse, celle que l'on avait eu en CM2 quand tout avait dû basculer dans la spirale de l'échec scolaire et de l'impasse sociale, constituaient la consultation elle-même. Pour lui aussi, on sentait bien que le priver de cet exutoire, pourrait faire courir un risque de déstabilisation psychotique. Un jour de plus, en consultation, l'aîné m'apprit froidement que le plus jeune était mort d'un infarctus, et ces quelques mots sans émotion apparente, et l'insistance sur les soucis financiers qu'il laissait à sa femme, estampèrent l'épitaphe de sa sépulture trop terne et de sa vie trop vaine. Quelques mois ou courtes années plus tard, vint en consultation une femme de couleur réunionnaise que je n'avais jamais vue :

l'épouse de l'aîné, venue me demander quelque certificat. Elle m'apprit que son mari était sans doute « mort du cœur », et qu'on avait retrouvé le cadavre chez lui, dans un capharnaüm invraisemblable, fait de livres qui occupaient toute la cuisine, la salle de bain, la chambre où ils s'entassaient même sur le lit, obligeant le malheureux à dormir recroquevillé par terre, dans le maigre espace dégagé sur l'amoncellement des piles d'ouvrages. Cette femme simple semblait sincèrement attristée par cette fin pitoyable dans cette tanière anthropophage, qui lui était totalement et douloureusement incompréhensible. Elle me dit qu'elle avait fait venir un brocanteur pour faire enlever les rares meubles sans valeur noyés sous tous ces livres maudits. L'homme, mi-compatissant, mi-inquiétant, lui avait dit : « Vous savez, madame, ce sont les livres qui l'ont tué ! ... ».

... il est ainsi
des frères ennemis ;
il est aussi
des sœurs imbriquées, intriquées,
dominante-dominée :

Little personne

Je suis un jour appelé à domicile chez une retraitée de quatre-vingts ans vivant avec son vieux mari, au rez-de-chaussée d'une maison basse, retirée au fond d'un tout petit jardin inattendu dans cette impasse proche du boulevard embouteillé. L'appartement est petit, mais propret, et la malade, un peu lourde, trône en *Stabat Mater* avachi, dans le fauteuil de velours usé d'une descente de croix domestique. Les spasmes faciaux rebelles dont elle souffre, lui font les grimaces risibles et le masque ridicule de « l'Homme qui rit ». Le mari est là, attentif et effacé, qui se fait, qui est, qui a toujours été et restera jusqu'au bout, l'appendice minuscule de la Reine-Mère de cette ruche dérobée. Je recueille l'anamnèse et fais mon examen, tandis que j'entends dans la cuisine toute proche d'étranges chuintements rythmés : des chaussons qui se trainent péniblement sur le carrelage, enfilés sur les pieds enflés et caricaturalement tordus d'une maladie de Little, tout au bout de jambes rouges et œdématiées. Leur marionnette grotesque dans sa blouse de ménagère de Guignol, apparait régulièrement dans l'encadrement du castelet de la porte, traînant son effacement mutique et sa vaisselle. A sa première apparition, j'ai marmonné un bonjour qui n'a pas reçu de réponse ; et ni la sœur toute à son calvaire et ses multiples stigmates, ni son Joseph d'Arimathie éploré de mari, ne se donnent la peine de me présenter le Quasimodo tordu qui rampe en coulisses. J'en conclus rapidement à une débilité compliquant la paralysie cérébrale infantile, et reviens me laisser submerger par la pléthorique énumération des antécédents hystériques extravagants de la patiente. J'apprendrai au gré des visites à domicile pour des troubles somatoformes aussi tonitruants que variés, que l'obscur pantin de chez Little, est la sœur cadette de la patiente ; celle-ci affectée depuis toujours - NON ! : depuis la naissance de la cadette... - par toutes les somatisations que la nosographie ait pu inventorier, a raté ses études – « contrairement à sa jeune sœur qui a eu la chance, elle, de traîner son infirmité jusqu'au métier de comptable ! » ... - mais fait un mariage bienheureux avec un paisible fonctionnaire. La cadette n'ayant bien évidemment jamais trouvé chaussure à son pied malformé, a donc servi de Cendrillon, de Cosette, d'esclave à domicile et à l'année, à son aînée continûment terrassée par ses symptômes, toujours invalide, toujours alitée. Et les deux, plus tard, de me brosser des scènes d'anthologie, où l'infirme se traine seule à l'aube dans la grisaille du couvre-feu de l'Occupation vers son travail de comptable, pour revenir, la nuit tombée, chargée des rares victuailles du marché noir jusqu'au chevet de son aînée, restée le plus clair de sa journée sur son lit de douleurs, déserté par son mari, évadé pour quatre ans en Stalag. Cet esclavage consenti, et même ratifié et accrédité – « Ma pauvre sœur, avec toutes ses maladies, toutes ses opérations, … » - a perduré jusqu'à la vieillesse des trois protagonistes !...

... il est ainsi
des unions d'esclavage
plus tenaces,
que les plus tendres amours ;
et il est aussi
des vendanges tardives
d'amours qu'on a cru mortes :

Les anniversaires sans père

Elle m'appréciait, c'était évident ; il y avait même cette assise de confiance inconditionnelle qui n'est pas loin d'une forme d'amour, et qu'on appelle le transfert. Il était en effet, flagrant, cet amour de transfert d'une jeune femme de vingt ans plus jeune que son médecin. Mais celui qu'elle aimait en moi, c'était tout aussi transparent, c'était son père. Son père était mort quelques années auparavant. Elle s'était étonnée de ne pas vraiment souffrir du deuil de ce père. En fait, elle souffrait surtout de n'avoir ressenti ni chagrin ni perte douloureuse à son décès. Elle ne comprenait pas, et en souffrait, pourquoi son absence n'avait pas été, n'était pas plus douloureuse. Elle me décrivait un père écrivain, un peu lointain, qui l'avait bien élevée, bien éduquée, bien dotée et armée pour la vie, mais qui n'avait jamais été très tendre, à l'évidence pas amoureux de sa fille unique, comme elle imaginait qu'il aurait dû l'être. Elle revoyait surtout péniblement qu'il s'enfermait systématiquement dans son bureau pour y travailler à chacun de ses anniversaires, et ne lui offrait un cadeau que plusieurs jours plus tard, la date déjà bien passée. Elle me racontait cette histoire dans ses nombreuses illustrations, lors de consultations pour différents motifs. Et plus elle racontait cette histoire, plus elle revivait dans mon bureau et à travers moi, ces émotions, plus elle mesurait qu'à la fois quelque chose lui faisait me le dire, et qu'en même temps, cela avait quelque chose d'incongru, puisque médecin, plus vieux qu'elle de plus de vingt ans, je n'étais pas son père… « Eh oui, vous n'êtes pas mon père ! ». Et là, lâchant cela dans un cabinet médical, à un médecin qu'elle prenait pour son père et qu'elle savait pourtant bien ne pas être son père, ce fut à l'instant, la révélation fulgurante, que ce père n'était pas non plus, son père. Passé l'instant brutal de la découverte, décontenancée, elle ne fut toutefois ni choquée ni déçue. M'abandonnant à mon rôle de substitution qui se délitait rapidement au fur et à mesure de ses paroles, elle ressentit dans le même temps, de plus en plus de gratitude pour cet homme alors disparu, qui avait choisi de l'accepter, de l'aimer à sa manière, de pardonner peut-être à sa mère, et de respecter jusqu'au bout ce lourd secret qu'il avait cru devoir honorer, sans doute par respect pour sa mère, et finalement par amour pour elle. Ayant revécu et dit tout cela, elle se sentit enfin soulagée. Pourtant, le pire restait à venir. Quand ultérieurement elle s'ouvrit à sa mère de cette découverte, celle-ci s'enferma dans un mutisme révélateur, mais profondément mortifère, car la patiente devenue elle-même adulte et mère, eut alors la sensation que sa propre mère voulait à nouveau tuer, enterrer, oublier une seconde fois cet homme infiniment généreux, ce père distant qu'elle n'avait longtemps pas compris, et qui pourtant en avait été vraiment un.

... et il est aussi
d'autres anniversaires bien
étranges :

Les mortes eaux

Cette dame plus âgée d'une génération que moi, venait régulièrement consulter pour différents pathologies ponctuelles ou chroniques, et toutes trouvaient finalement leur solution. Il faut dire que la famille entière et même élargie me connaissait depuis le début de mon installation, avait grande confiance en moi et consultait facilement. Une fille m'expliquera même, des années plus tard, qu'elle avait trouvé dans mon cabinet, dans la confrontation à ma pratique médicale, la vocation de recherche en biologie médicale, qu'elle devait plus tard embrasser. Toutes les pathologies présentées s'amendaient donc chez moi ; toutes sauf une ! pas grave, mais qui énervait, avec distance et humour, la patiente. Elle présentait en effet sans prémisse des leucorrhées abondantes, très fluides, d'apparition brutale, sans douleur et sans autre signe d'accompagnement. Ces pertes blanches étaient si abondantes, mais si rares, que cette femme coutumière de banales cystites identifiées, explorées et traitées, pensait à chaque fois qu'il s'agissait d'une soudaine incontinence urinaire. Quelques examens gynécologiques et échographiques eurent tôt fait de mettre en évidence un banal et bénin kyste séromuqueux utérin, absolument pas suspect, et suffisamment peu menaçant pour qu'il fût décidé, au plus grand soulagement de la patiente, de ne pas l'opérer. Les pertes continuèrent ainsi des années, des décennies, surprenant à chaque fois la patiente lorsqu'elles survenaient inopinément, car elle oubliait le kyste entretemps. La ménopause elle-même n'interrompit pas ce « cycle ». Car « cycle » il y avait, puisque, intrigué, je remarquai après peu d'années, que ces pertes survenaient quasiment une fois par an, à peu près à la même date. J'en fis part à la patiente qui ne releva rien, et ne trouva aucune explication ni indice. Les années continuèrent de passer, amenant à date « anniversaire » leurs pertes blanches. Anniversaire de quoi ? Avec le temps et l'âge, des troubles mnésiques et cognitifs d'abord mineurs et peu gênants survinrent, qui firent toutefois bientôt poser le diagnostic de maladie d'Alzheimer. Une maladie d'Alzheimer peu évolutive, peu symptomatique et compatible avec le maintien à domicile de la patiente, très aidée par son mari qui gérait absolument tout. Préoccupé par l'Alzheimer, je ne pris pas tout de suite conscience que les pertes annuelles avaient également disparu… Et je n'avais aucune explication à ce phénomène. Puis un jour, la fille médecin vint consulter pour elle, pour quelque trouble anxieux qu'elle rattachait à l'état de sa mère, et à son inquiétude pour le couple parental vieillissant. Elle me connaissait depuis son enfance, et me parla très simplement de ses actions auprès, et en faveur de ses parents ; me raconta les recherches dans des papiers officiels qu'elle avait été obligée de faire. Elle me dit sa surprise et son étonnement de découvrir que ses parents avaient eu un enfant avant elle ; un enfant mort-né. Interrogé, son père lui avait expliqué que sa mère avait « perdu les eaux », et que le temps de gagner la maternité, le fœtus était mort ! Je demandai à la fille de la patiente si elle se souvenait de la date de ce décès ? Elle me donna une date approximative : une date qui correspondait à peu près à la date « anniversaire » des pertes ; des pertes qui commémoraient donc annuellement, contre vents et marées et surtout contre l'oubli, contre l'amnésie rédemptrice, la perte d'un enfant, d'un enfant désiré et attendu, d'un enfant qui n'avait pas pu vivre, d'un enfant que tous avaient oublié avec la naissance et la vie gratifiante de deux filles puînées, mais que l'Inconscient de la patiente n'avait jamais oublié, et qu'il célébrait rituellement à sa manière, avec son corps, avec ses eaux ! … Jusqu'à ce que la maladie d'Alzheimer vienne avec l'oubli du *Moi*, apporter sans doute aussi l'oubli de *Ça*…

... il en est donc ainsi, dont
le corps se souvient.
Et il en est d'autres aussi, dont
le corps se souvient
d'un corps cherchant l'oubli :

Exode… exil… et exode

C'est à domicile où j'allais voir sa mère invalidée de longue date par une sclérose en plaques aggravée d'un plus récent accident vasculaire cérébral l'ayant laissée totalement grabataire, que je rencontrai pour la première fois, le fils. D'une bonne cinquantaine d'années, il se consacrait quasiment seul à sa mère bien-aimée, très, très tendrement aimée manifestement ; et pour laquelle il exigeait d'assurer seul, même les soins de toilette intime et de beauté, à la réprobation silencieuse d'une infirmière qui elle, ne réalisait que les soins quotidiens de nursing et d'escarres… Une femme de ménage de confiance, connue de longue date, mais néanmoins surveillée de près par ce fils extrêmement vigilant, venait également deux fois par semaine. Ce fils s'occupait donc de sa mère comme cela depuis déjà longtemps, ayant abandonné un poste de directeur d'entreprise, en profitant d'un plan de mise en pré-retraite. Il avait même quitté son propre domicile de banlieue pour venir habiter l'appartement de sa mère, regagnant ainsi sans doute celui où, plus jeune, il avait grandi. Car apparemment, il était resté célibataire, et n'évoquait jamais l'existence de la moindre compagne. Il affichait une attitude obsessionnelle et méfiante, très suspicieuse, assez proche d'une ébauche de paranoïa. Très curieux et fouineur tous azimuts, il possédait une multitude de livres sur une infinité de sujets, mais n'était pas intéressé du tout par la littérature romanesque. Ce qui l'intéressait surtout, c'étaient les livres d'histoire, et tout particulièrement l'Histoire de la Deuxième Guerre Mondiale. Et toujours, au cours de discussions à bâtons rompus, il revenait invariablement sur l'invasion allemande et l'Exode. Sa description très vivante et revécue de l'Exode, suscitait chez moi l'apparition de nombre de visions, où se mêlaient les images de mon propre récit familial, les documents cinématographiques d'époque et les scènes de « Jeux Interdits », où errent les enfants survivants. Cela surtout quand, exalté et m'ensorcelant presque aussi, il racontait de manière quasi-hallucinatoire les épisodes de mitraillage des civils sur les routes par les avions ennemis. Et là, chaque fois, il revenait sur le fait que les survivants terrorisés par le fauchage mortel de ces fléaux du ciel, disaient que ces avions étaient italiens. Il s'emportait alors, parlait vivement, m'interrogeait sur l'existence d'avions italiens en juin 1940. Il avait fait de nombreuses recherches pour recueillir des preuves, même s'il ne m'en citait qu'une partie, et continuait obsessionnellement de s'interroger, en poursuivant obstinément son enquête. Pourquoi la nationalité de ces avions était-elle si importante ? Il ne me l'expliquait pas, mais toujours revenait invariablement sur cette question. Quelque temps plus tard, sa mère finit par mourir des suites de son long alitement grabataire. Il présenta alors sans surprise, une dépression de deuil, qui le fit consulter en mon cabinet. Pendant tout le temps de la dépression, il ne parla plus de l'Exode ni de la guerre, ce qui faisait un contraste saisissant avec les semaines précédentes pendant lesquelles il en était obsédé. Scrupuleusement compliant au traitement, sa dépression s'amenda assez rapidement. Lors de l'une de ses dernières consultations en mon cabinet, j'observai négligemment dans son dossier numérique, son état civil. Je m'aperçus alors avec stupéfaction qu'il n'était pas encore né pendant l'Exode, qu'il ne devait naitre qu'un mois après le retour d'Exode de ses parents ; et que donc les ululements des sirènes des Stukas qu'on avait pris pour des avions italiens, s'il les avait entendus, c'était dans le ventre de sa mère ; que les bombardements terrifiants, les corps déchiquetés par les balles de mitrailleuses, les errances des enfants esseulés et hébétés cherchant des parents disloqués ou éventrés, s'il les avait vus, c'était par les yeux de sa mère… L'Exode, il l'avait vécu à travers sa mère. L'exil, il l'avait peut-être finalement connu pendant toute cette vie prétendument indépendante dans cet appartement de banlieue. Et à l'occasion de cet accident vasculaire cérébral et de la démence consécutive, il s'était empressé de repasser la Ligne de Démarcation… la Ligne de Démarcation de sa mère… « La Ligne rouge » de la folie et de la fusion.

... il est ainsi
des enfants qui disent
la guerre
avec entêtement et ténacité ;
et d'autres enfants
qui disent
l'amour,
avec tout autant de
détermination et d'ambiguïté :

La maison pas vraiment close

C'était une famille tout ce qu'il y a de plus rassurante. Le père était professeur de français et de philosophie en lycée, et la mère était bibliothécaire dans un autre établissement scolaire. Des gens intéressants et charmants. Un couple sans histoire qui avait eu une première fille, alors âgée de sept ans, suivie d'une seconde trois ans plus tard. L'aînée avait bien manifesté quelque jalousie banale et ordinaire à la naissance de sa sœur, mais en cela, vraiment rien d'exceptionnel. De surcroît, cette petite fille était une enfant surdouée : précoce en dessin, lecture, écriture, en tout… Mignonne et charmante, elle avait décidément tous les dons, se démarquant nettement de sa cadette, plus agitée et plus brouillonne. A cette époque-là, l'ainée avait présenté des douleurs abdominales basses, isolées, très bâtardes mais suffisamment insistantes pour qu'on consultât. Centré sur les douleurs, l'interrogatoire de l'enfant qui répondait très facilement et très précisément, comme celui des parents qui étaient également très précis, n'était pas vraiment contributif. L'examen clinique s'avéra de même totalement négatif. Je lançai quelques coups de sonde du côté psychologique, sur le climat domestique, le contexte familial, l'environnement scolaire, le voisinage : des réponses claires et sans ambiguïté. Apparemment donc, rien à se mettre sous la dent. Les examens complémentaires à demander dans ce type de cas, surtout chez une fillette de cet âge, furent rapidement faits et avec docilité, mais ils n'orientèrent pas plus vers quoi que ce soit. Pourtant, les consultations se répétèrent, de plus en plus rapprochées, apportant des symptômes toujours plus ciblés, de l'hypogastre, du bas abdomen, du pelvis et bientôt du sexe, en l'espèce d'un prurit vulvaire sur vulvite finalement bien banale chez les petites filles. Néanmoins, du fait de l'insistance des symptômes et de leur progression génitale centripète, je diligentai de nouveaux examens destinés à rechercher une urétrite, une infection urinaire, une parasitose, etc. : bilan négatif. Les consultations se répétaient, insistaient ; j'interrogeais, sans trop y croire, de plus en plus explicitement les parents sur un éventuel harcèlement scolaire, des abus éventuels, passés physiquement à l'acte ou non. Loin de réfuter l'hypothèse ou de s'offusquer, les parents s'interrogèrent, se concertèrent avec sérieux et application, mais rien ne semblait tenir. Entretemps, au long de ces consultations qui se multipliaient, j'avais remarqué qu'un rituel se répétait. Il y avait sur mon bureau une pile de petits carrés de papier du format post-it, destinés à écrire une adresse, un rendez-vous avant de le confier au patient. L'enfant avait pris l'habitude de se saisir systématiquement d'un ou deux de ces carrés, et de s'appliquer à me faire un dessin toujours très détaillé avant de me le tendre silencieusement. Un dessin de plus en plus évocateur d'un émoi amoureux qui l'envahissait. J'avais un peu deviné, bien sûr, sans en avoir aucune certitude, et j'en voudrais pour preuve inconsciente mon obstination à ne jamais examiner la petite patiente sans la présence de ses parents auprès du divan d'examen, et à mon refus à proposer, ce qui m'étais pourtant coutumier, d'écouter la gamine seule dans mon bureau, tandis que ses parents patienteraient dans la salle d'attente. Au fur et à mesure des consultations, les dessins paraissaient de plus en plus explicites, mais restaient néanmoins métaphoriques. Un jour pourtant, elle me tendit un dessin époustouflant : on y voyait une maison comme en dessinent les enfants, avec son toit (toutefois sans cheminée !), ses fenêtres et sa porte. Près de la porte un rectangle représentait ma plaque professionnelle, les fenêtres dessinées de part et d'autre et au-dessus de la porte, ressemblaient curieusement à des seins de femme, tandis que la porte d'allure cochère avec un œilleton en haut et un chambranle marqué, évoquait nettement l'anatomie détaillée d'un sexe féminin, mais un sexe féminin, adulte ! J'étais sidéré par cette représentation qui n'était presque plus métaphorique, d'autant qu'au-dessus de cette maison-femme sans tête, était écrit en arc de cercle un « j'aime mon docteur » levant toute incertitude. Tout semblait s'expliquer dans ce transfert amoureux infantile bien banal et sainement avoué, mais je restai toutefois perplexe sur cette représentation d'un sexe, non pas de petite fille, mais de femme adulte. Et pourquoi, petite fille amoureuse, m'offrir alors à voir ce sexe de femme, plutôt qu'un sexe de petite fille ? Cette enfant précoce avait-elle trouvé sur Internet une image pornographique, ou un camarade d'école en avait-il fait circuler une dérobée à un grand frère ? J'allai jusqu'à me poser la question d'une séduction et de l'abus sexuel par une femme adulte, mais ne pus remonter aucune piste dans ce sens dans les consultations ultérieures, qui d'ailleurs s'espacèrent notablement. Je ne revis que très rarement cette enfant qui grandissait, mais les parents continuèrent de me consulter régulièrement pour eux-mêmes ou la cadette. Innocemment, je demandais à chaque fois des nouvelles de l'ainée, et les nouvelles étaient toujours très rassurantes. Plus de dix ans passèrent, et un jour, elle réapparut en jeune fille d'une petite vingtaine d'années, étudiante en faculté. Je l'interrogeai, et lui rappelai, « l'air de rien », le temps de ses consultations insistantes. Elle confirma sans aucune gêne « Oh oui, j'étais très amoureuse en ce temps-là ». Une réponse si claire et si saine d'une jeune personne manifestement équilibrée et à la sexualité sereine, que je ne cherchai pas plus d'explications sur l'image de ce sexe de femme : peut-être sa remarquable précocité lui aura-t-elle simplement donné l'intelligence de m'offrir à moi, homme adulte, la représentation d'un sexe de femme adulte qu'elle aura trouvé je ne sais où ? « Le cœur a de ces sexes !... que la maison ne connaît pas »…

... mais la
force de l'amour infantile
a parfois des
envols tragiques :

Le saut de l'ange

Cette grand-mère me consultait assez régulièrement, pour des problèmes dont je n'ai gardé aucun souvenir. Je me souviens cependant, qu'elle me parlait à chaque fois avec exaltation de sa petite-fille, à l'évidence une enfant lumineuse et surdouée, scolarisée dans une institution d'excellente réputation à proximité de mon cabinet. Cette gamine devait avoir dans les onze, douze ans et n'était que promesses merveilleuses qu'évoquait la grand-mère conquise. Elle avait déjà tous les dons : lectrice invétérée, elle faisait du théâtre, de la danse, écrivait, dessinait merveilleusement, s'exprimait déjà comme dans les concours d'éloquence… La grand-mère complice, encore jeune, était sous le charme et manifestement séduite par cette petite fille. Cette enfant ne séduisait pas que la grand-mère : j'étais, amusé et par procuration, également sous le charme de cette enfant que je n'avais jamais vue, et qui séduisait tout autant ses camarades de classe, ses professeurs, et nombre d'adultes de son entourage. De même, la grand-mère me parlait aussi de sa meilleure copine, qu'elle avait eu l'occasion de garder chez elle les mercredis, ou de raccompagner à son domicile, après la sortie de l'école. Ce qu'elle racontait de cette amitié indéfectible, m'évoquait ces innocentes amours infantiles si souvent rencontrées, qu'on a l'impression qu'elles servent même, par la découverte de son propre corps, et d'un corps semblable mais autre, à la détermination ultérieure d'une libido hétérosexuelle. Quoi qu'il en soit, la grand-mère continuait de venir faire régulièrement ces éloges dithyrambiques. Jusqu'au jour, où je la repérais dans la salle d'attente, abandonnée, avachie, les yeux rougis, le visage décomposé. L'enfant de tous les dons était morte ; cette gamine météoritique qui incendiait la vie, s'était tuée ; cet ange luciférien pourtant aptère de trop de désirs, s'était envolé du toit de l'école pour s'écraser dans la cour, plusieurs étages plus bas... La grand-mère éplorée, dans une vaine tentative conjuratoire d'abréagir l'horreur, de contrecarrer un destin portant déjà joué, m'expliqua dans les sanglots, que les deux inséparables bonnes amies étaient montées de concert tout en haut sur la terrasse, et dans un défi romantique, s'étaient défiées de sauter ensemble, ou avaient décidé ensemble de quitter comme des anges, ce monde étriqué, et pas à la hauteur de la connivence de leur lien ; l'une avait sauté, l'autre pas… La grand-mère dans la perte du sens même de sa propre vie qui aboutissait, de son vivant, à la disparition de sa propre descendance, était atterrée, abasourdie. J'ai moi-même été tellement sidéré par cette terrible nouvelle, tellement stupéfié par cette injustice flagrante d'un réel aveugle et fou, que je ne me souviens plus aujourd'hui si j'ai pu dire, faire quelque chose, ni même si je n'ai jamais revu cette femme anéantie.

... il est donc ainsi
des anges qui s'envolent,
des damnés qui s'écrasent,
des saints qui coulent :

Le météore… les abysses…

A proximité de mon cabinet se trouvait une grande école de commerce, de gestion et de finances. De temps à autre, un de ces jeunes étudiants venait en consultation pour une pathologie ponctuelle, et ce socius ne constituait pas une patientèle fidèle ni régulière, mais seulement occasionnelle. Ces jeunes filles et ces jeunes gens favorisés, issues de famille très aisées financièrement du fait de l'importance des écolages, m'avaient tôt surpris par l'assurance qu'ils dégageaient presque tous. Ainsi, lorsque j'interrogeais ces jeunes de vingt-deux, vingt-quatre ans sur leur désir et leurs perspectives d'avenir à l'issue de leurs études, j'étais frappé par leur insolente confiance en eux : ils feraient un stage de fin d'études de six mois dans telle université américaine de grand renom ; enchaineraient par un stage de six ou douze mois dans telle grande entreprise de prestige ; auraient leur diplôme haut la main dans la foulée, avant que d'être embauchés à tant de KF dans l'entreprise où ils avaient fait leur dernier stage et leurs preuves ; ne resteraient pas plus de trois ans à ce poste, parce que la stabilité sur un CV est suspecte d'immobilisme et de manque d'ambition, et donc d'implication ; seraient chassés à tant de KF par le chasseur de têtes d'un cabinet de recrutement de grande envergure ; gagneraient ainsi un poste de directeur machin-chose à deux fois plus de KF ; achèteraient la même année un chalet à la montagne parce qu'ils aiment le ski ; le revendraient deux ans plus tard au double du prix, ce qui leur permettraient de s'acheter un bon deux pièces dans une station alpine de haut de gamme, mais également une petite maison au bord de la mer avec un petit bateau à l'anneau, au pied du ponton ; fonderaient leur propre agence à quarante-cinq ans, qui prospèrerait tellement dans la galaxie des start-up qu'ils pourraient la revendre cinq ans plus tard avec une plus-value si colossale qu'à l'âge de cinquante-cinq ans, ils n'auraient plus besoin de travailler autrement qu'en jouant audacieusement en Bourse et à fort rendement leur fortune amassée… Derrière mon bureau, j'hésitais entre la stupéfaction et l'incrédulité. Je n'ignorais bien sûr pas que ces écoles enseignaient également la compétition, la combativité et l'assurance, mais quand même… Je reçus ainsi l'un de ces jeunes, qui me fit ce même discours standardisé et si bien inculqué dans ces pépinières de gagnants et de meneurs. Me consultant, il m'avoua toutefois une forte consommation d'alcool, répétée tous les week-ends dans les innombrables fêtes organisées par les étudiants de son école. Il ne m'intéressa pas plus que cela, mais je lui trouvai néanmoins une certaine gentillesse, ou naïveté assez touchante. Je l'avais totalement oublié pendant deux ans, lorsqu'il revint. Souriant et aimable, des cicatrices sur le visage, il boitait fortement et parlait d'une voix beaucoup plus douce et beaucoup moins péremptoire. Pendant une de ces fêtes extrêmement alcoolisées, il avait basculé par-dessus un balcon, et s'était fait dans sa chute, de multiples fractures. Il avait subi de nombreuses interventions de chirurgie orthopédique et réparatrice, et avait passé de très longs mois en rééducation spécialisée. Il avait ainsi accumulé un grand retard dans ses études de gestion ou de finances, et en outre s'était pris à relativiser ce plan de carrière d'intrépide conquérant. Surtout, il avait rencontré au cours de son hospitalisation de nombreux malchanceux isolés, et il avait pris l'habitude et le plaisir de les réconforter quotidiennement. Sorti de l'hôpital, tout naturellement, il était ainsi devenu visiteur de patients hospitalisés et esseulés. Curieusement, ce jeune homme autrefois si catégorique et volontaire, me racontait ce jour-là ses visites aux hospitalisés les plus malheureux, avec beaucoup plus d'humanité et d'enthousiasme, qu'il n'évoquait ses études reprises sans grande conviction. Je pensais avec amusement à un saint profane ayant rencontré la foi sur le chemin de Damas des services de traumatologie. Je le perdis de nouveau de vue. Il ne revint en fait jamais, et c'est sa jeune sœur, éplorée, qui apparut un jour, au lendemain de l'été. Elle me confia que son frère avait assez bien récupéré au prix de beaucoup de rééducation, et totalement désintéressé des fêtes débridées et très alcoolisées de son école de commerce, il était sagement parti en famille dans une maison de vacances au bord de la mer. Là, il avait renoué avec sa passion de la chasse sous-marine, qu'il avait, plus jeune, héritée de son père. Un jour, comme tous ces jours d'été, il avait plongé du bateau pneumatique sous les yeux de son père et de sa sœur qui bronzait sur le zodiac. Une descente de plus dans la miroitante eau cristalline de la calanque ensoleillée ; une apnée qui dure un peu plus que d'habitude ; et le corps se redresse enfin, et entame sa remontée ; mais la remontée se ralentit, peu de mètres avant la surface ; elle s'interrompt sous les yeux du père flottant tout proche en surface, et de la sœur penchée par-dessus le boudin du pneumatique. Et le corps relâché s'enfonce à nouveau lentement vers le fond… Alors le hurlement de la sœur sur le bateau ne s'interrompt plus ! Alors le père plonge maladroitement vers le corps inanimé qui redescend, l'atteint presque sous les yeux horrifiés de la sœur, mais, trop âgé ou plus assez en forme, le manque de peu. Et ce corps s'enfonce, et s'enfonce encore pour se poser doucement sur le fond : dormeur du val si proche dans l'eau limpide, et pourtant maintenant totalement inaccessible à eux deux. La sœur ne cessera pas de hurler depuis le bateau ; le père multipliera les tentatives, chaque fois plus infructueuses. Il faudra de nombreuses et interminables minutes pour que d'autres plaisanciers alertés comprennent, interviennent, beaucoup, beaucoup trop tard, et remontent une victime définitivement noyée, et réfractaire à toute réanimation. La sœur qui vient de me conter et revivre ce cauchemar, est effondrée sur son siège, à nouveau brisée ; une famille entière est brisée ; une trajectoire météoritique lumineuse et inattendue s'est brisée. Également atterré, je me demande en aparté, à quelles lois tragiques et aveugles peuvent bien obéir ces fortunes imméritées ? Quel sens ont donc ces destinées, nos destinées ?

... il en est ainsi hélas,
qui tel Icare,
s'envolent, puis s'abîment ;
et il en est d'autres,
qui tombent, tombent,
ne font que tomber :

« La Chute »

Il m'avait d'emblée beaucoup impressionné pour sa grande allure et sa haute taille, qu'il portait dorénavant fléchie par les multiples fractures vertébrales, et comme enroulée précautionneusement sur ses douleurs lancinantes. Il avait fait une chute sur le chantier d'un barrage ; une chute de grande hauteur qui lui avait valu un polytraumatisme sévère avec fracture du crâne et hématome intracérébral, coma de quelques jours, plusieurs fractures vertébrales, et de nombreuses autres fractures encore. Mais il était vivant. C'est d'ailleurs ce que lui avait dit le jeune interne lors de sa reprise de conscience : c'était un miracle qu'il soit encore vivant après une pareille chute, et il le devait au fait qu'il était tombé pile sur un collègue du chantier, qui lui avait amorti l'écrasement, mais qui, lui, en était mort. Il n'avait eu de cesse de savoir qui était ce collègue : c'était l'autre ingénieur du chantier, l'autre responsable des interventions sur ce barrage maudit. C'était surtout son meilleur ami. Il l'avait tué, et lui survivant, il se sentait doublement responsable de sa mort. Il était donc sorti du coma pour entrer dans une sorte d'état dépressif, qui devait longuement, bien plus que les séquelles de fractures, l'empêcher de reprendre son travail. D'ailleurs, il ne souhaitait plus jamais exercer ce métier, son métier. Son métier prestigieux d'ingénieur de Grande Ecole, loin de le combler, lui avait fait tout perdre. Il avait perdu sa femme : il avait été trop souvent absent, et puis sans doute pas très présent lorsqu'il revenait de longues absences affairées de chantier, où pour lutter contre le stress et l'exil, il y avait eu de trop fréquentes liaisons de passage, trop fréquentes pour ne pas avoir pris une place envahissante et bientôt prépondérante. Sa femme le ressentait, en souffrait, encaissait. Et puis il y avait eu pire : ce collègue ingénieur était son meilleur ami, son confident, plus ou moins son témoin, et à l'occasion son complice, lorsqu'il lui servait d'alibi lors de ponctuelles infidélités conjugales. Il avait déjà honte de cette duplicité, et presque plus encore de lui donner à voir ses inconduites, et de l'utiliser pour couvrir ce qu'il ressentait toujours malgré tout comme un forfait. Les deux collègues étaient très amis, travaillaient fréquemment ensemble, mais les deux couples ne se rencontraient guère. Le patient n'était surtout pas désireux de confronter son collègue alibi à son épouse, qui forcément, avait des soupçons. Il y eut néanmoins quelques rares rencontres des deux couples. Et ainsi, le plus inattendu et le pire des scenarii, s'était joué.

Les deux couples s'étaient invités. Le patient avait découvert chez la femme de son ami des attraits qu'il n'avait pas jusque-là repérés ; l'épouse du collègue n'avait pas non plus été insensible au charme du meilleur ami, et ils s'étaient retrouvés plus tard et étaient devenus amants, durablement, au prix d'une double trahison : celle de son ami, et celle de son épouse. Si cette liaison l'exaltait, elle était loin d'être facile et paisible : il se sentait toujours coupable, avec tous, et elle réclamait la mise en œuvre d'une stratégie complexe pour entretenir cette duplicité. Si dangereusement complexe, que son épouse finit par découvrir le pot aux roses. Sommé dans un conflit violent de mettre fin à cette liaison, il perdit d'abord sa maîtresse, crevant de peur que l'une ou l'autre en rage, n'avertisse son meilleur ami, qui toutefois, l'était resté. Mais il perdit quand même son épouse, puis ses enfants dans l'opprobre et le rejet, lorsqu'ils apprirent la trahison. Il se retrouva seul, déprimé et coupable, sa maîtresse n'envisageant pas l'abandon de son foyer. Enfin, survint l'accident qui lui fit tuer, et perdre sa dernière attache, sa dernière bouée, son ami. Au sortir du coma, son ex-maîtresse, honteuse elle aussi du souvenir coupable de cet adultère, et dévastée par la perte de son mari totalement innocent, en profita pour rompre, dans un blâme accablant, définitivement, toute relation avec lui. Il avait ainsi perdu sa femme, ses enfants, son foyer, sa maîtresse, son meilleur ami, son travail et sa dignité d'ingénieur. Il lui restait la vie. Une vie voûtée qu'il ne désirait plus vivre, et qu'il aurait préféré perdre, ayant déjà tout perdu…

... et le désir de fuir
peut aussi conseiller, hélas,
de burlesques et tragiques envols :

L’évasion pied-nickelée

Elle avait beau avoir plus de quatre-vingts ans, elle me parlait toujours avec passion de sa sœur fusionnelle depuis leur plus tendre enfance, et le mari, au long de nombreuses décennies de conjugalité officielle, avait bien dû s’accommoder de cette indéfectible et exubérante complicité sororale… Mais un jour l’Alzheimer lui avait ravi sa sœur, et l’avait enfermée en hôpital psychiatrique. Alors, abandonnée par l’être le plus cher qu’elle ait jamais eu au monde, elle avait continué de m’en parler obsessionnellement et avec révolte, cette fois pour me narrer les détails de la déchéance inexorable, de la défection et de l’abandon non conscients de la malade. Ce qui désarmait le plus cette patiente, qui avait eu seize ans à la déclaration de guerre et trop entendu parler des incarcérations et des évasions, c’est que la pauvre démente racontait à l’envi, qu’elle était écrouée, enfermée et prisonnière. Quelques mois plus tard, la patiente, les yeux rougis de larmes, est venue me raconter que sa sœur était morte, qu’elle s’était tuée !!! Elle avait dans la nuit noué ses draps à sa chemise de nuit et à quelques vêtements fragiles qui lui restaient, et avait accroché cette corde dérisoire à la fenêtre pour s’évader ! Elle avait enjambé l’ouverture, et lâché rapidement ce pauvre lien pour heurter le trottoir de la tête, deux étages plus bas. Comble de dérision, ma patiente avait parfaitement conscience que l’Alzheimer avait encore cruellement mise à mort sa sœur dans une mise en scène tragi-comique digne des Pieds Nickelés.

... et si la Mort intraitable
s'acharne ainsi,
la vie,
l'amour
s'obstinent aussi :

L’obstination

Un voisin charitable m’a appelé en visite à leur domicile. Lui, le mari, les bras ballants, portant une vieille veste « pour sortir », et une cravate un peu tâchée sur une chemise au col élimé, manifestement pas hostile à mon arrivée, n’y avait même pas songé. Il y a des flaques de pisse des trois petits chiens partout dans l’appartement, et des crottes plus ou moins sèches constellent le parquet ancien. Les meubles sont de vieux meubles d’autrefois, datant de l’entre-deux guerres, convenables mais très vieillis, et l’on ressent que la vie du logis s’est arrêtée brusquement, il y a quelques jours. Le logement est en fouillis, comme si un tourbillon de laisser-aller et de désordre avait soudainement tout éparpillé dans cette demeure vieillotte. Elle, l’épouse, git là, nue, en travers du lit, jambes pendantes, déshydratée, et à l’évidence agonisante. Il la regarde désemparé, dédaignant le désastre et déniant la mort à l’œuvre depuis déjà longtemps : « Elle est têtue, elle s’est couchée comme ça en travers il y a trois jours, et elle refuse de bouger ! ... ». Ahuri, j’appelle en toute hâte le SAMU. Mais qui est têtue ? Sa compagne de toujours, terrassée par un accident vasculaire cérébral il y a trois jours, et gisant encore en travers dans la posture de sa chute sur le lit ? La mort au travail s’acharnant depuis trois jours sur ce corps paralysé, mais qui refuse d’abandonner, peut-être de *l*’abandonner ? Est-ce sa détermination aveugle à lui, refusant de voir le saccage de l’appartement et le naufrage de leur conjugalité, qui est têtue ? Est-ce la vie, malgré tout, qui est têtue ?

... où la Mort, implacable,
sait aussi se montrer
un comptable pointilleux :

La mère ou la fille !

Elle vient me consulter pour la première fois. Elle tient un petit bistrot d'une rue proche, et c'est une vraie bistrotière « à l'ancienne ». Elle a une petite cinquantaine d'années, et vient avec son « neveu » d'une bonne vingtaine d'années plus jeune qu'elle. Elle n'a pas d'antécédent grave dont elle se souvienne, et ne consulte qu'épisodiquement depuis des décennies un médecin déjà âgé du quartier, qu'elle aime bien, mais qu'elle voit peu parce qu'elle est toujours très occupée avec son établissement, et lui très rapide, toujours débordé. Elle vient consulter parce qu'elle souffre de la main, et elle me montre alors une main soufflée, deux fois plus grosse que l'autre, extraordinairement œdémateuse, et qu'on appelait autrefois succulente. Je crains d'emblée le pire, mais garde ma contenance, et lui demande si elle a repéré d'autres symptômes. Joviale, elle répond par la négative. Je lui propose de l'examiner, et bien entendu mets aussitôt en évidence un avant-bras et un bras tout aussi œdématiés, assortis d'un placard de ganglions axillaires. Enjouée, elle demande si j'ai une idée de ce que c'est ? Je réponds, « innocemment », que ça pourrait venir du sein. Et elle extrait bientôt de son soutien-gorge un effroyable squirrhe mammaire ulcéré et suintant. Le pronostic de ce cancer du sein comme on n'en voit plus du fait de l'important et quasi-généralisé dépistage précoce, est redoutable. Pour être sûr de sa prise en charge et éviter que la patiente ne retombe dans le déni, une coupable négligence ou un défaitisme compréhensible, je contacte moi-même immédiatement le service de cancérologie. Elle est aussitôt admise et dès lors, je ne la vois plus. Je suppose qu'elle est retournée consulter son précédent médecin. Néanmoins, je reçois régulièrement les comptes-rendus de ses innombrables consultations et examens, et suis agréablement surpris de constater qu'elle survit à ce redoutable cancer. Peu d'années passent, et je reçois pour la première fois en consultation une jeune femme d'une petite trentaine d'années, qui se présente comme la fille de cette cafetière. Je crains le pire, mais elle m'annonce que sa mère va très bien. Elle-même, jamais malade, ne vient me consulter que pour de violents et tout récents maux de tête. Elle n'est pas coutumière de tels maux de tête, et sa famille non plus. Elle n'a pas relevé de facteur déclenchant. L'examen ORL, dentaire, général, n'est pas contributif, mais curieusement, l'examen rétrospectif de mon dossier informatique montrera que je signale très précisément que l'*examen neurologique complet* est négatif. Ce qui est très étrange, car devant des maux de tête isolés, chez quelqu'un de cet âge en bonne santé, sans aucun antécédent personnel ni familial de ce registre, il n'est pas habituel de faire un long et méticuleux examen neurologique. Aurais-je pressenti intuitivement quelque chose ? Quoi qu'il en soit, je reçois une semaine plus tard, le compagnon de la jeune femme. Il est consterné : elle s'est brutalement décérébrée dans la nuit même de sa consultation, a été emmenée comateuse par le SAMU, et est arrivée morte en neurochirurgie !... L'autopsie a conclu à une rupture d'anévrysme cérébral. Je suis atterré. Le choc pour ce jeune homme, qui devait se marier avec elle au printemps suivant, est terrible. Il n'arrive toujours pas à croire à cette effroyable réalité. Il m'explique qu'il est d'origine béarnaise, qu'ils s'étaient récemment fiancés, que sa jeune vie ici est désormais foutue, et qu'il n'a plus qu'à retourner au pays, dévasté, plus rien ne le retenant à Paris… Je ne sais que dire ; je pense à ce désastre pour tous : pour elle d'abord, pour la mère, pour le fiancé. Je retourne pour la centième fois dans ma tête les questions que je ne peux que me poser : pouvait-on prévoir ? non, bien sûr. Qu'aurait-il fallu faire ? Une angio-IRM ? Mais envoyer aux urgences neurochirurgicales juste sur une intuition irraisonnée, sans aucune objectivité scientifique, avec un examen clinique et même neurologique strictement normal, une jeune fille de cet âge, sans antécédent, sans autre signe que la céphalée isolée, l'aurait amenée à être récusée par le premier interne de garde, qui au minimum aurait dit très justement qu'un pareil examen, invasif et non dénué de risque, ne se justifiait pas dans l'immédiat ; et au pire, aurait accablé ce crétin de généraliste qui s'imagine qu'il faut faire une angio-IRM à tous les gens qui ont des maux de tête… Et pourtant, quelle est cette intuition qui m'a amenée à faire ce long et inhabituel examen neurologique ? Qu'aurais-je dû, qu'aurais-je pu faire d'autre ? Je ressasse tout cela, inlassablement. Et puis, je pense également à cette mère, venue me présenter ce cancer tellement évolué qu'il ne pouvait être que mortel, et qui survit contre toute attente… mais qui, comme en contrepartie, se voit ravir sa propre fille… La mort, comptable inexorable et implacable, est-t-elle venue réclamer son dû ?

... et la survie
à tout prix,
peut-elle être à
n'importe quel ignoble prix ?

« Lasciate ogni speranza, voi ch'entrate »

Jeune médecin récemment installé à Paris, je participe à des gardes d'arrondissement pour répondre aux visites à domicile d'urgence. Je suis appelé pour une visite demandée par une assistante sociale au domicile d'un patient. Je n'ai aucune autre précision. J'entre dans ce qu'on appelait un immeuble de rapport du quartier, un peu vétuste, pas ravalé, sans concierge, mais pas insalubre pour autant. Je monte les escaliers vieillots aux marches usées. Une odeur s'impose au fur et à mesure de la montée. Ce n'est pas une de ces odeurs de crasse des réduits de clochards sans hygiène, ou les remugles exhalés par le métro aux heures où la foule de noyés se presse, abrutie et malodorante ; c'est une odeur pénétrante de maladie, de pourriture, voire de mort. Elle culmine sur le palier de ma visite. Je sonne, et la porte s'ouvre promptement sur une jeune femme correctement mise, et qui ne correspond en rien à l'ambiance et aux protagonistes que je pressentais. Elle se présente en effet comme l'assistante sociale qui a demandé un médecin. Elle me dit que des voisins ont depuis longtemps signalé des odeurs suspectes, et qu'elle a dû venir enquêter. De la pénombre du couloir derrière elle, surgit un homme échevelé aux yeux hagards, habillé d'un costume-cravate assez élégant, mais suffisamment porté pour s'être affaissé, élimé, sur lui. Il bafouille rapidement qu'il n'a pas besoin de médecin, que tout va bien, qu'il n'a rien demandé. Mais l'assistante sociale a de l'expérience et de l'autorité, et répond avec fermeté une phrase où l'on repère nettement les mots « voisins, copropriété, syndic, police ». L'homme déjà âgé s'affaisse un peu, puis se soumet quand, avec assurance, elle le contourne et me précède dans un long couloir, sombre et nauséabond. J'avais remarqué une sorte de maxime de grosses lettres sinistres, un peu gothiques, écrite en arc cintré sur un carton au-dessus de la porte d'entrée du couloir. Et par hideuse association, l'idée de « l'Arbeit macht frei » du camp d'extermination d'Auschwitz, m'avait cinglé. Le couloir est flanqué de chaque côté de bibliothèques lourdement chargées de livres, de fascicules, de revues, d'où débordent des photos floues de charniers, de cadavres, de baraquements noirs et de cheminées. Tous les titres dans plusieurs langues évoquent les camps de la mort nazis ! Devant chaque porte que nous passons, une affichette est apposée qui énonce un interdit, une injonction, un ordre menaçant : « interdiction d'entrer » ; « interdiction d'allumer la lumière » ; « porte strictement interdite » ;

« ne pas toucher » ; « etc... ». Plus encore que l'odeur devenue maintenant écœurante, c'est surtout cette ambiance sinistre qui s'avère répugnante. L'assistante sociale parvient au fond du couloir qui bifurque en deux branches, et s'efface devant celle de gauche encore plus sombre à cause des portes fermées. Et là, dans ce recoin puant, au sol de ce cloaque improbable et pestilentiel, un squelette totalement nu de femme décharnée aux tendons saillants et à la peau maculée d'escarres purulentes plus ou moins séchées, se redresse faiblement sur un coude osseux, darde vers nous des orbites hallucinées, perdus dans une longue chevelure grise collée par la crasse et les excréments. Le spectre dément semble vouloir s'extraire d'une bauge immonde, qui s'avère être un ancien corset plâtré ouvert, éventré, crevé et tapissé de déjections, de pourritures fétides méconnaissables et débordant sur le parquet maculé, où il est directement posé. L'homme fou qui s'est approché de nous, intervient : « C'est ma femme ; elle a une polyarthrite chronique, et on lui a fait un corset. » Nous restons atterrés, abasourdis devant toute cette souillure, et d'une voix blanche, je finis par dire que je vais faire hospitaliser la femme. L'homme se récrie, arguant qu'elle ne pourra vivre sans lui, qu'ils sont mariés depuis la guerre, qu'ils sont là ensemble depuis cette époque, qu'ils n'ont plus jamais bougé. Résigné, il explique de lui-même en attendant l'ambulance, qu'il fut déporté à Auschwitz, qu'il n'a survécu que parce qu'il était Sonderkommando, que revenu de la guerre, il s'est spécialisé dans la collecte de témoignages écrits ou photographiques sur les camps d'extermination nazis, qu'il appartient à plusieurs associations d'anciens déportés, qu'il serait une référence dans ce domaine. Quand les ambulanciers trop propres et devenus instantanément livides, arrivent, il s'effondre ; son monde s'effondre, cet univers concentrationnaire qu'il n'aura jamais pu quitter, et qu'il a reproduit à domicile avec sa femme, s'effondre à jamais. Les ambulanciers, blêmes et silencieux, emmenèrent bientôt sa femme, sa victime, sa partenaire dans cet ignoble jeu de rôle de Sonderkommando, peut-être sa complice dans cet immonde cauchemar sadomasochiste, cette mise en scène démente de l'obsession morbide qu'Auschwitz lui a inculquée, et dont il ne s'est jamais défait. L'esclavage dépossède l'esclave de tout, même de l'envie de se défaire de ses chaînes... et là, plus que soumis, il avait reproduit, perpétué l'horreur. Les ambulanciers ont disparu, tandis qu'affaissé, le détraqué marmonnait sans plus de cohérence. L'assistante sociale et moi, silencieux, poisseux de cette odeur tenace, et englués dans cette ignominie, avons repassé la porte laissée ouverte par les ambulanciers, tournant le dos à cet enfer dont nous ne réussissions même pas à dire un mot. Sur le trottoir, les bras ballants, accablés, nous nous sommes quittés la gorge sèche, presque sans rien dire. L'indicible… Je ne saurai jamais ce qu'est devenu cet homme ou ce qu'il en est resté, ni ce qu'est devenu ce cadavre exhumé de cet autre cercle de l'enfer dantesque. Je n'ai jamais cherché à le savoir…

... d'autant que
l'amour et la transmission
savent éclore à
l'horizon des charniers :

Le porte-parole adopté

C'est sa jeune épouse qui était d'abord venue me consulter dans les suites immédiates et très discrètement infectieuses de son accouchement. C'était leur premier enfant, une petite fille en pleine santé. Le couple récent s'était rapidement forgé sur l'échec de son premier mariage à lui, un mariage où aucun des deux protagonistes ne semblait avoir jamais rencontré l'autre. La petite secrétaire de ce séduisant ingénieur de start-up spécialisée dans une de ces technologies informatiques de pointe, avait tout de suite profité du champ libre, et ils s'étaient surtout mutuellement beaucoup désirés et aimés. Rapidement, une petite fille leur était venue, et le couple avait continué de s'aimer sans nuage. Ils aimaient tous deux le sexe, et le sexe le leur rendait bien. Tout était donc pour le mieux d'autant que lui, était l'héritier d'une riche propriétaire de boutiques parisiennes. Je ne me souviens plus quels symptômes il était venu au début me présenter. Toujours est-il que bientôt, il vint très régulièrement me consulter pour parler, et rien que pour parler, n'attendant ni examen ni ordonnance. Sa propre histoire ne lui fut racontée que longtemps après la fin de la guerre. Il était né au début de celle-ci dans une famille juive de province. Vinrent l'Occupation nazie, les lois antisémites, et bientôt les rafles et les déportations. Ses parents furent arrêtés, emmenés avec d'autres malheureux, à la gare dans l'attente d'un train de déportés. Ils étaient tous parqués dans un enclos grillagé attenant aux hangars de maintenance des trains. Une jeune paysanne est passée à vélo le long de la clôture de la gare de triage. Ses patrons chez qui elle faisait le ménage, étaient toujours assis là, par terre, détenus dans l'attente du train, de leur départ… La mère s'est levée, a vidé d'un coup le sac à dos de randonnée dans lequel le couple avait entassé à la hâte quelques affaires et quelques provisions de bouche. Elle a glissé à l'intérieur du sac son nourrisson, et a vivement jeté le sac par-dessus la clôture de fils de fer. La sentinelle de garde, le fusil à l'épaule tournait le dos, ou peut-être a-t-il fait semblant de ne rien voir. « Prends soin de mon fils », eut-t-elle le temps de dire à la jeune fille, tandis que le vélo alourdi du sac à dos cahotait déjà sur le chemin de terre. Les parents déportés, l'enfant fut rapidement confié à une toute petite communauté de sœurs infirmières, qui accueillirent comme un miraculé ce petit Moïse échoué par le ressac de la guerre, et couvèrent ce nourrisson comme l'enfant Jésus de la crèche. La tourmente de l'Occupation faisait rage alentour tandis qu'il grandissait, si bien que les sœurs lui donnèrent un nom et un prénom bien français. Lorsqu'elles s'absentaient pour vaquer à leurs tâches sacerdotales, elles lui répétaient ses noms et l'attachaient dans la petite cour de la maison communautaire, pour qu'il ne risque pas de sortir. Il était aimé, choyé même, loin des réalités et des horreurs de cette guerre qui, malgré tout, finit bien un jour par cesser. La situation s'étant normalisée, les religieuses firent des recherches, qui les amenèrent à découvrir que les parents de l'enfant avaient été déportés et immédiatement gazés dans un camp d'extermination. Elles lui retrouvèrent un frère aîné de dix ans plus âgé, qui avait été abrité et élevé à la campagne comme un petit sauvage. Le patient prétend que lorsqu'il se retrouva face à ce petit frère inconnu qui lui rappelait ses parents sans les lui rendre, le jeune sauvageon s'empressa de le violer ! Curieusement, il en parle aisément, comme si ce n'était pas un terrible traumatisme infantile fondateur, mais plutôt l'énonciation d'une sorte de légitime droit d'aînesse, qu'il aura continué de respecter toute sa vie. Mais les deux enfants ne pouvaient rester chez les sœurs, surtout ce petit rustre indompté de quinze ans, totalement ingérable. Les religieuses finirent par trouver une famille adoptante qu'elles obligèrent à prendre les deux enfants, alors que celle-ci ne s'était d'abord décidée que pour le seul plus jeune. Finalement, les deux frères si différents arrivèrent donc chez cette riche propriétaire de plusieurs commerces, qui s'était mariée dès la fin de la guerre avec un homme d'origine juive. Mon patient se retrouva donc à associer au nom de ses parents géniteurs, le patronyme juif de la Mitteleuropa du père adoptif. Le temps passa et il grandit avec le souvenir émotionnel de cinq sœurs aimantes qu'il visitait régulièrement, avec l'amour très possessif d'une femme française en mal d'enfant, qui avait absolument voulu avoir un bébé juif et avait réussi, et la notion presque purement intellectuelle de parents géniteurs disparus dans la tourmente de l'Histoire. Une Histoire que le jeune couple serein oublie presque alors. Un petit garçon nait bientôt dans la joie pour compléter cette famille. Mais, comme si le sac-à-dos de randonnée assoupi dans un débarras, orchestrait en sourdine la destinée de cette maisonnée, le patient, fervent amateur de randonnées en montagne, présenta pourtant concomitamment des symptômes neurologiques et psychiques d'abord très disparates, et qu'on aurait volontiers appelés hystérie ou somatisations, mais qui finalement se focalisèrent en une gravissime et très exceptionnelle maladie neurodégénérative. Il s'appliqua néanmoins à venir le plus régulièrement possible me consulter, surtout pour parler de l'arrivée tardive de ce garçon, dont il ne voulait d'abord pas trop, puis ne pouvait dès lors plus sans danger, s'occuper. Et c'était pathétique de le voir arriver titubant comme un pantin désarticulé en mon cabinet, l'arcade sourcilière largement ouverte, les lunettes étoilées et ensanglantées par sa dernière chute. Il fallait bien commencer par des points de suture, faire un pansement, puis le patient, un pansement tout neuf sur le front, articulait à mesure plus péniblement « J'étais venu pour vous parler », et il s'effondrait comme une marionnette aux fils coupés et parlait, parlait. Il mourut bientôt, caricaturé dans la déchéance par la maladie neurodégénérative. Peu de temps après, son épouse déclencha un cancer du sein qui mit plusieurs années à la tuer. Le fils devenu grand, put et sut enterrer sa mère convenablement, et finit par me dire un jour « De mon père, je ne garde aucun souvenir » … Quand il prit la succession de ses parents en venant lui aussi dans mon cabinet m'apporter son stress et ses multiples somatisations, je m'attachai alors intuitivement, à toujours hasarder innocemment, des « Je me souviens, votre père aussi avait ce genre de tic de langage », « C'est curieux, votre père aussi se tenait comme cela », « … avait ce genre de geste, etc, ». Un jour enfin, longtemps après l'enterrement de sa mère, il me dit : « Vous savez, quand je venais vous voir ces dernières années, c'était bien sûr à cause de tel ou tel symptôme, mais surtout pour vous entendre me dire que je faisais, disais, étais comme mon père que *vous*, vous avez connu ! Vous en êtes un peu le porte-parole… ».

... une parole
qui devient peut-être une sorte de
devoir de mémoire :

Le partage du Rhin

Elle ne bouge plus depuis longtemps, tout en haut des marches usées de son appartement du sixième étage, qui ne voit plus guère le jour. Les enfants se démènent au loin en province ; les petits-enfants téléphonent parfois au Nouvel An ; les arrière-petits-enfants ignorent jusque sa pauvre existence en suspens. Je lui rends mensuellement visite à domicile, apportant, essoufflé, le courrier, le steak haché pris au passage chez la gardienne, et fais sur la pointe des pieds un simulacre d'examen. J'essaie surtout d'être le moins nocif possible avec cette ordonnance que je recopie chaque mois, et mets un peu d'eau au canari neurasthénique, qui se morfond et confond avec son os de seiche jauni. Pourtant, un jour gris de plus, dans ce temps blafard qui rétrécit comme peau de chagrin, elle me choisit enfin. Hallucinée, elle me navre longuement de l'histoire esseulée de deux petits orphelins d'une campagne alsacienne divisée et déchirée, où la fille sera recluse jusqu'à sa puberté dans l'orphelinat glacé fleurant l'encaustique de bonnes sœurs rances, tandis que le garçon ira en Allemagne grossir l'armée des chômeurs crève-la-faim, bientôt reconvertie en celle du Grand Reich de Mille Ans. Les deux orphelins amputés l'un de l'autre par les vicissitudes nationalistes de l'Histoire et les aberrations administratives ne se reverront que soixante-dix ans plus tard, à l'initiative désenchantée du fils : deux vieux étrangers l'un à l'autre, ne parlant même plus la langue de leurs parents trop tôt disparus, et qui déambulent timidement au pied de la Tour Eiffel… Submergé par ses confidences, à l'âge où elle les fait avec la mort qui talonne, je sens bien qu'elle me choisit pour être non seulement le témoin privilégié, mais aussi le légataire universel de sa pauvre biographie, de sa pauvre vie d'exilée, qui faute de témoin, s'effacerait sans avoir jamais existée. Et pour paraphraser Aragon, si aujourd'hui, je ne « l'emporte en moi comme un oiseau blessé », son histoire se dissoudra sans témoin, sans porte-parole, et « elle n'aura jamais vécu que pour avoir péri… ».

... un partage, source
de séparation, de perte et d'absence,
confié à un
légataire attentif,
mais à qui il faut pourtant, parfois
plusieurs décennies pour comprendre :

Le « Père tranquille »

Il m'aime bien, et je l'aime bien aussi, mais il m'ennuie un peu avec sa petite hypertension artérielle bien équilibrée, son petit diabète non évolutif, sa petite dyslipidémie sans surprise, son petit adénome prostatique presque silencieux. Je le reçois dans la sympathie, mais sans enthousiasme pendant des décennies. Il est ponctuel, il est poli, il est observant, il est obéissant, il est respectueux. Et puis un jour où peut-être je baisse *ma* garde par lassitude ou par souci autre, au détour de la rituelle prise tensionnelle, le brassard au bras tendant le tuyau jusqu'à ma main enserrant encore la poire de caoutchouc, il se met à parler, il se met à *me* parler, et je me mets à *l'*écouter. Et il me conte son histoire, une histoire romanesque comme une saga, rocambolesque comme un thriller, à cheval sur les deux guerres, traversant tumultueusement l'Occupation aux côtés des grands acteurs de l'Histoire, puis orbitant dans la reconstruction d'après-guerre. Ce « Père tranquille » avait vécu plusieurs vies qu'il me dévidait sobrement en un long panoramique. Avait-il attendu patiemment le moment propice de ma vraie disponibilité pour se livrer ? Avais-je donc mis plusieurs décennies de surdité pour enfin l'entendre ? Ou bien encore, et c'est peut-être pire, avait-t-il dû attendre plusieurs décennies pour me trouver suffisamment digne, pour se décider à me choisir, pour m'élire comme témoin, comme dépositaire de son histoire ? Quelque temps plus tard, une maladie incurable l'envahit qui l'emporta rapidement, sans plus de révolte ni de lutte de sa part. Peut-être savait-il, enfin, son histoire à l'abri, ici.

... il en est donc qui mettent
des décennies à vous trouver digne ;
et d'autres dont la télévision met
d'emblée en scène,
leur conjugalité indéfectible :

La photo jaunie

Elle a progressivement racorni sa vie et sa féminité, pendant quatre-vingts ans, sous le regard martial et sépia d'un immortel jeune poilu de quatorze, qui fut un jour, alangui, avalé par les suintants replis du Chemin des Dames, et qui l'attend depuis lors sur la télévision. Aujourd'hui, depuis des années, immobilisée, grabataire au fond de son lit, elle résiste à tout, aux escarres, aux pneumopathies de décubitus, à l'ennui mortel seulement scandé matin et soir par le passage des infirmières et des aides à domicile, et surtout au temps de l'attente, peut-être surtout à l'oubli. Ayant depuis longtemps dépassé le stade de la vieillesse, sans aucune descendance ni famille, sans plus aucune autonomie, on pourrait se demander ce qui la maintient en vie, ce qui la retient à la vie, à cette vie-là. Cette photo jaunie d'un temps révolu depuis belle lurette, d'où un matamore flou, harnaché pour la guerre, lorgne toujours d'un œil bravache, ce lit médicalisé de misère ? On ne sait plus depuis longtemps lequel attend l'autre... Finalement, peut-être ne se sont-ils jamais quittés, et auront-ils passé, malgré tout, leur vie ensemble ? « Cette Vie-là, et Rien d'autre » …

... et cette fusion indéfectible,
est-ce aussi
une vie ;
une vie pour deux ? :

La mère et la fille

Elles sont venues consulter pour la fille, dans les quarante-cinq ans, un peu voutée, refermée sur elle-même, et qui me regarde par en-dessous. C'est à l'évidence un de ces couples mère-fille, indissociablement fusionnel, une hydre bicéphale qui m'observe, me jauge et me toise, parfois me défie : la mère autoritaire et raide, la fille soumise et recroquevillée. Je pose déjà directement quelques questions à la fille. Celle-ci fuit mon regard, paniquée, coupable, et se tourne interrogative vers sa mère qui reprend ma question ; la fille, hésitante, bafouillant un peu, répond à sa mère en ne la quittant pas des yeux ; puis la mère me regarde à nouveau, et me donne la réponse de sa fille... Deux ou trois questions ainsi, exaspérantes ; et je propose à la fille de la recevoir, si elle le désire, seule, tandis que sa mère pourrait l'attendre dans la salle d'attente en lisant. La fille rougit intensément, la mère se raidit plus encore, et lui demande dans un modèle exemplaire de question fermée : « Tu ne veux pas rester seule avec le docteur ? » ! La fille reste sans voix, les yeux affolés errant de droite à gauche, et la mère rétorque derechef : « Non, elle ne veut pas ! ». Je suis sûr qu'elles font ainsi tous les cabinets du quartier, avant de s'en faire finalement expulser… Il y aura ainsi quelques consultations sans enthousiasme, même désespérantes, mais dont je n'aurai pas envie de briser la dynamique de peur de déstabiliser encore plus cette fille déjà sacrifiée. Je ne peux rien, je ne désire pas vraiment faire quoi que ce soit pour ce couple infernal, où je ne peux même pas vraiment saisir les bénéfices secondaires de chacune. J'ai le sentiment qu'elles ne viennent en mon cabinet, que pour mon impuissance à guérir les symptômes de la fille. D'ailleurs, mon incapacité à gérer ce couple, ratifie auprès de la fille la toute-puissance de sa mère et son autorité sur elle : « Moi seule, sait ce qui est bon pour toi : la preuve, c'est que si on te laisse aller à tes symptômes, tu deviens quasiment folle, et personne, sauf moi, n'est plus capable de te prendre en charge ! ... ». Heureusement, elles ne viennent pas souvent, d'abord parce que je ne les y invite pas, et parce qu'elles sont probablement occupées à jouer le même scenario dans tous les cabinets à la ronde. Et puis un jour, la fille vient seule : elle se tient droite, même roide, a le regard hautain et le ton péremptoire. Elle m'apprend d'emblée sans émotion apparente, que sa mère est décédée brutalement. Etrangement, elle semble ne pas souffrir de cette perte, ne pas faire de deuil… Et pour cause ! Perplexe, je reconnais bientôt les postures arrogantes, le ton autoritaire, la suffisance sans réplique et le désir impérieux de maîtrise d'autrui : elle s'est appropriée le comportement et les attitudes de sa mère ! Sa mère morte parle en elle ! La fille a réussi à introjecter la mère ! Laquelle a phagocyté l'autre ? Laquelle des deux vit en l'autre ? Laquelle survit en l'autre, à l'autre ? Ou bien ont-elles réussi définitivement la plus invraisemblable, la plus impérissable fusion mère-fille ?

... et cette autre fusion mère-fille dans
l'aveuglement,
le déni et
l'horreur :

La déesse au fond du naos

J'entrai sans arrière-pensée pour une visite à domicile dans cet immense appartement bourgeois de la riche avenue du quartier. Partout des meubles de prestigieuse facture, des ivoires somptueux, de fastueuses tentures alanguies sur les parquets Versailles, d'épais tapis persans. L'atmosphère était pourtant moins cossue que feutrée, comme si ce luxe ostentatoire n'était finalement que très secondaire. Suivant de pièce en pièce la maîtresse de maison, flottant, hautaine, dans la langueur des radiateurs joufflus, je m'attendais tantôt à voir apparaître entre les guéridons du « Coin d'appartement », le mélancolique petit garçon aux bras ballants de Monet. Néanmoins, je ne le vis pas, tandis que son absence s'imposait toujours plus insidieusement, et occupait bientôt tout l'espace. Dans sa chambre au couvre-lit moiré, la grande bourgeoise m'avait proposé je ne sais plus quelle symptomatologie tout aussi chatoyante, que j'avais prise en charge en ayant rapidement conscience de sa dimension psychosomatique, et en lui traduisant que ces symptômes pouvaient avoir une cause, une incidence, ou une participation psychologique. Mon inexpérience de jeune praticien n'avait sans doute pas été à même d'en faire plus, mais j'avais dû être suffisamment convaincant pour qu'elle me rappelât quelque temps plus tard pour je ne sais quelle autre pathologie. La retenue altière de la grande bourgeoise s'était déjà assouplie, et elle m'avait présenté cette fois son nouveau symptôme, avec plus de reconnaissance et d'égard pour ma potentielle compétence. Curieusement, elle parlait à voix basse, ou plutôt à mi-voix précautionneuse : une voix, non pas de veillée funèbre, mais de nourrice pendant la sieste, ou de garde-malade lors de l'accalmie des poussées. Je lui expliquai à nouveau la connotation psychologique probable de ses troubles : « Quelque stress actuellement ? des soucis récents ? des conflits relationnels ? des ennuis familiaux ? ». Assez inexpérimenté, j'avais néanmoins perçu la discordance entre son immédiate dénégation verbale, et le soudain raidissement non conscient de sa posture. Je fus rappelé peu de temps plus tard, pour une symptomatologie tout aussi anodine, et qui ne justifiait pas la visite à domicile. Je m'en ouvris à la patiente, qui, à ma grande surprise, loin de le nier, reconnut le fait instantanément, mais se justifia en disant qu'elle ne pouvait absolument pas s'absenter de cet appartement. Après nouvel examen, les symptômes s'avérèrent encore des somatisations d'origine psychologique. Je le confirmai à la patiente, qui sembla ne pas trop s'en étonner. Je l'interrogeai à nouveau sur d'éventuels soucis ou problèmes. Moins défendue, elle m'avoua qu'elle « avait en effet quelques soucis…, qui n'en a pas ? ». La patiente me rappela encore : de nouveau des troubles somatoformes, mais cette fois si dérisoires, qu'ils fleuraient bon le prétexte. « Voulez-vous me dire quels sont les soucis qui vous empêchent de sortir ? ». Plus détendue cette fois, la patiente me confia que demeurait chez elle sa fille de seize, dix-huit ans, qui avait contracté une encéphalite herpétique lui ayant laissé des séquelles. Néanmoins, la jeune fille « vivait à la maison, était très présente, envisageait même d'écrire un livre, et d'ailleurs de sa chambre, elle avait entendu nos discussions et désirait me voir ». Rosissant un peu, fuyant mon regard, elle ajouta « Elle s'est faite belle pour vous… ». Gêné, je répondis seulement « Bien entendu, pourquoi pas ? ». « Elle est là derrière la porte ». Je ressentis dans ces mots un nouveau raidissement, non plus de défense, mais plutôt de déférence pour le sacré. Et à mesure que la mère traversait la vaste chambre à pas mesurés, je voyais ralentir son allure et venir « stupeur et tremblements », jusqu'à ce qu'elle mît respectueusement la main sur la poignée dans une retenue toute de componction. Elle s'effaça révérencieusement à l'entrée du Saint des Saints, transfigurée mais vigilante pour me laisser passer, moi, le novice élu d'entre les élus, ou l'agneau du sacrifice… J'avançai silencieusement dans la pénombre de la pièce, au centre de laquelle trônait un lit médicalisé harnaché de multiples tuyauteries. Transi par l'étrangeté et la solennité de la scène, je pénétrai plus avant le naos, où je devinai bientôt l'incarnation du dieu vivant, étendue les bras inertes bien symétriquement allongés sur le drap blanc, le cou grotesquement tordu, offrant un regard exophtalmique scrutant l'entrée dans un strabisme terriblement divergent. Je ne savais pas si la malheureuse immolée dans sa tétraplégie me voyait, m'entendait, me percevait ; seul, palpitait au-dessus du décolleté rose de la chemise de nuit, le trou béant, carminé et pulsatile d'une cicatrice de trachéotomie chuintante. Désolé et ému par la vision de la suppliciée, j'articulai doucement « Je suis content de vous voir ; votre mère m'a beaucoup parlé de vous », et avançai ma main pour prendre la sienne, inerte et diaphane. Le feu de l'Arche me foudroya instantanément en la personne de la mère, horrifiée et furieuse, qui s'était ruée sur moi, et me poussait sans ménagement vers la porte. « Qu'est-ce que vous avez fait ? Vous la brutalisez et la muselez en bloquant sa main, alors qu'elle allait nous parler avec l'index !!! ». Interloqué, je compris trop tard que l'infortunée, totalement paralysée, n'avait plus que les mouvements de l'index pour communiquer ! Je bafouillai des excuses, et me traitai de con tandis que la Grande Prêtresse fulminante me chassait du Temple. Je descendis l'escalier aux marches tapissées de pourpre, penaud et déconfit. Quelle bourde grossière et vexante !... Pourtant, je songeai bientôt aussi que cette mère douloureusement fusionnelle, avait certainement ainsi tenté d'offrir à sa fille, à jamais soumise et dépendante d'elle, un jeune prétendant, comme à n'importe quelle débutante de ce beau monde, un prétendant grossier tout aussitôt disqualifié pour sa balourdise, tandis qu'elle-même en vestale farouche pourrait à jamais garder sa fille sous sa coupe maternelle bienveillante. Je ne revis jamais ni la mère ni la fille, mais me surpris aussi à identifier en moi comme de l'indulgence et de la compassion pour cette mère, dont le délire désespéré refusait l'injustice du mal cruel et du malheur accablant, qui avaient frappé son enfant et sa vie.

... et il y eut ainsi d'autres ratages,
et d'autres encore
aux intrications complexes :

Tous pervers ?

J'ai connu le jeune couple peu de temps après mon installation : deux jeunes intellectuels tchèques, qui avaient réussi à fuir la morne et très populaire République Tchécoslovaque poststalinienne, brièvement grisée par le vivifiant socialisme à visage humain du Printemps de Prague, et rapidement remise au pas concordant des troupes du pacte de Varsovie. Lui, était un brillant universitaire parlant cinq ou six langues, philosophe, sociologue et autres-logismes-en-logue, qui trouva tout de suite du travail et un poste à la Sorbonne. Elle, jeune cinéaste plutôt jolie et très émancipée, avait été assistante de Milos Forman, et avait fait quelques petits films. Ils étaient tous deux passionnés, passionnants, très libres et gravitaient dans un milieu intellectuel soixante-huitard très permissif et fêtard où, au minimum, on buvait beaucoup. Je les voyais de temps à autre, pour des bricoles. Au bout de deux, trois ans, survient une grossesse, que le couple accepte bien, même si elle n'était pas vraiment programmée, et que je suis, sans problème particulier. Une petite fille nait qui va bien. Tandis que le mari poursuit sa brillante ascension universitaire, l'épouse ne trouve pas vraiment de travail dans son domaine et son monde, va de plus en plus mal, grossit énormément, et, beaucoup d'alcool aidant, se laisse de plus en plus aller. A les entendre séparément, on ressent bien que le couple va mal aussi, que les deux conjoints s'éloignent l'un de l'autre, qu'il y a pour l'un comme pour l'autre, de plus en plus d'écarts adultérins, mais surtout de moins en moins de partage et de communion. C'est dans cette ambiance que survient une nouvelle grossesse, à l'évidence pas des œuvres du mari. Pour la mère, plus que frivole, mais néanmoins catholique très pratiquante, il est hors de question de songer à l'avortement… et le couple se scinde presque complètement à la naissance d'un petit garçon. Les années passent et je ne vois plus le mari qui est parti dans une grande ville de province occuper un poste universitaire de prestige. La mère consulte régulièrement pour ses deux enfants qui vont bien, moins souvent pour elle, qui paraît de plus en plus alcoolique et négligente. Se découvrant des éjaculations féminines impressionnantes dans des pulsions sexuelles débridées qu'elle ne contient plus, elle multiplie frénétiquement les partenaires et les relations sexuelles, au prix de quelques conséquences infectieuses, d'ailleurs. Bientôt elle parle de plus en plus souvent d'un brillant clerc de notaire qu'elle rencontre, qu'elle fréquente, puis avec lequel elle s'installe bientôt. Elle consulte plus rarement, mais à chaque fois, elle est de plus en plus alcoolisée et parfois sous cannabis. Elle raconte elle-même que son conjoint accepte et supporte de moins en moins ses frasques, et surtout ses alcoolisations massives et répétées. Ils finissent également par se séparer, mais quelque temps après, une nouvelle grossesse reconnue tardivement, se déclare. Toujours du fait de ses convictions religieuses, celle-ci comme les précédentes est gardée, sans que je sache si le père biologique partageait cette décision. Une petite fille naît bientôt, que le père reconnait, et qui portera son nom. Ce père, qui maintenant vit et travaille en province, fait un très « beau » mariage bourgeois, qui le fait orbiter dans les sphères patriciennes de la cité. Deux petits garçons naîtront de cette nouvelle union. Entretemps, la mère poursuit sa dégringolade alcoolique et sociale, prenant de moins en moins soin de ses premiers nés, beaucoup plus âgés que la petite dernière. La famille vit cahin-caha grâce à toutes les aides sociales accessibles, et aussi grâce à des aides provenant d'associations caritatives de la paroisse que la mère fréquente assidûment. Le père devenu notaire associé semble venir régulièrement de province visiter sa fille. Et la dernière-née grandit ainsi. Elle a maintenant environ cinq, six ans, quand je prends conscience que la mère me l'amène maintenant régulièrement après que son père, usant de son droit de visite, emmène sa fille chez lui en province pour le week-end. Au début, ce sont des propos fielleux plus ou moins exacerbés par l'alcool, sur le père, « … qui ne sait pas s'occuper des petits de cet âge… ; … qui ne sait pas bien l'habiller… ; … qui lui a remis les mêmes vêtements qu'elle avait à l'aller… ; …qui ne la couvre pas assez dans cette ville trop humide, si bien qu'elle attrape froid à chaque fois… ; … faites-moi un certificat, docteur, comme quoi elle est malade quand elle va chez son père, que je puisse le donner à la police… ; … qui, c'est sûr, ne la couvre pas, et ne la sèche pas en la sortant du bain, si bien qu'elle fait des rhumes à tous les coups… ; … qui la laisse peut-être aux « mauvais » soins de sa nouvelle femme qui préfère s'occuper de ses garçons, si bien que, mal couverte, elle attrape des rhumes… ; … qui, c'est sûr, la laisse toute nue après le bain, au lieu de la rhabiller… ; … qui doit jouer avec elle toute nue… ; … qui doit prendre des bains avec elle ; c'est sûr, et peut-être même avec ses deux garçons avec la complicité perverse de sa nouvelle femme… ; … c'est sûr qu'il la touche, docteur, regardez ces traces, là, c'est pour l'immobiliser !... ; c'est maintenant certain, elle me l'a confirmé, il l'abuse !!! enfin, bien sûr, comme le dit un enfant de cet âge-là… ; examinez-la, docteur, faites un examen gynécologique et dites-moi si elle est toujours vierge, et faites-moi un certificat que je le porte à la police ! ». Dans tous ces débordements de plus en plus obsessionnels et violents, la petite fille reste curieusement calme, ne dit rien, ne se plaint de rien, se laisse placidement faire lorsque la mère en fureur incontrôlée lui arrache un bras pour me montrer une prétendue trace de contention, reste étonnamment docile lorsqu'elle lui écarte brutalement les cuisses pour lui exposer le sexe en hurlant… Plusieurs fois, j'ai demandé à la mère de quitter ma pièce d'examen et de retourner s'asseoir dans mon bureau attenant ; j'ai posé différentes questions à la fillette, mais n'ai jamais obtenu la moindre réponse significative, tandis qu'elle conservait une attitude passive, les cuisses restant parfois encore largement écartées, et pourtant pas comme totalement soumise. De telles consultations se sont multipliées, et comme je participais à cette époque à un groupe de travail sur l'éthique médicale au quotidien, regroupant généralistes, psychiatre, psychanalyste, infirmière, assistante sociale, juriste et Procureur de la République, j'ai présenté ce cas. Il a été longuement discuté par tous, et bien entendu comme dans tous ces cas similaires où il n'y a pas de certitude d'abus sexuel pédophile, les enjeux relationnels étant majeurs sur tous les protagonistes, les conseils momentanés du groupe et même du Procureur furent d'essayer de temporiser et d'observer avec vigilance la situation. Je n'avais d'éléments sur le père, que par le discours de la mère, et ne l'avais jamais rencontré pour l'interroger et me faire ma propre opinion. Mais l'obsession délirante sur l'inceste prétendument subi par l'enfant devenant de plus en plus violente, et à mon avis, de toute façon préjudiciable au psychisme et à la personnalité en élaboration de la fillette, le groupe de travail sur l'éthique me suggéra de faire un signalement, et de faire diligenter une enquête et une surveillance étroite par assistante sociale. Ce fut fait, et peu de temps après, la mère revint seule en rage me parler de ce début d'enquête et des contrôles qu'elle subissait. Mais avec sa violence diffluente, elle ajouta, semble-t-il avec beaucoup de pertinence et cette fois sans paranoïa, que le mari dans son milieu social avait le bras très long, et que surtout le grand-père paternel était très haut placé dans la magistrature de province, et qu'il pourrait à distance lui nuire aisément et efficacement… Du temps passa sans que je ne revoie ni la mère, ni l'enfant. Puis, peut-être un an plus tard, la mère revint, un peu moins alcoolisée mais profondément abattue. Plusieurs enquêtes avaient été faites, un jugement avait été rendu, sur lequel le statut ou l'influence occulte du grand-père avaient peut-être puissamment pesé. On lui avait retiré la garde de la fillette, on l'avait confiée à la garde de son père et de son épouse en province, et la mère n'avait le droit de voir sa fille que deux heures tous les quinze jours sous la surveillance d'un gendarme ou d'une assistante sociale !... Elle avait été désespérée par cette décision, d'autant qu'elle verbalisa, j'espère sans justesse, « Maintenant, comme ça, il peut la violer tous les jours, avec la complicité de sa femme, et peut-être même sous les yeux de ses fils… ». J'étais sidéré, hésitant entre l'incrédulité et la responsabilité d'avoir déclenché tout cela, même sur les suggestions d'un groupe d'éthique et d'un Procureur de la République, même si dans le doute, à l'évidence, l'enfant ne pouvait que subir fâcheusement le comportement fou et le délire maternel croissants. La patiente, abattue et authentiquement meurtrie, m'avoua avoir pensé mourir, mais sa foi chrétienne l'avait retenue, et elle avait à nouveau trouvé un soutien dans la religion, et surtout dans la fréquentation quotidienne d'un prêtre illuminé, mi-saint, mi-prophète !!!... Les années passèrent. Un jour, vint en consultation le père de la fillette devenue grande depuis. J'avais en face de moi un homme bien mis, très calme et apparemment sensé, chez qui je ne décelai pas le moindre micro-symptôme de perversion, mais je restai très circonspect et méfiant. Il m'évoqua, sans la dénigrer, le regrettable glissement qui avait emporté la mère de sa fille, la déchéance alcoolique, et avec beaucoup de tristesse, le naufrage de leur couple. J'étais déjà perplexe, et suis resté très dubitatif. Longtemps après, vint un jour en consultation, une jeune fille d'une quinzaine d'années, véritable Lolita aguicheuse et narquoise, qui me demanda un certificat d'aptitude à la compétition de golf. C'était l'enfant du prétendu inceste, qui me souriait maintenant d'un air provocateur et faux. Je restai très suspicieux, et j'essayai sans trop d'insistance de la faire parler de son enfance, de sa vie d'alors, de ses perspectives ? Je n'obtins rien de précis, et surtout pas de quoi fonder une certitude rétrospective, rien que des doutes persistants sur TOUS les protagonistes : lequel aura finalement abusé, violé, volé, spolié l'autre, les autres, et le pire peut-être, avec ma participation totalement innocente, dans une monstrueuse manipulation perverse ???!!!...

... et les manipulations perverses,
hélas, ne manquent pas :

L'aguicheuse

Je ne me souviens plus bien, parce que c'est loin et que, sans doute, j'ai voulu oublier, que trop jeune, inexpérimenté, je me suis laissé manipuler. Laissé manipuler par cette jeune femme trop belle et très aguicheuse, qui m'amenait, narquoise, trop souvent cette petite fille de huit, dix ans, laide et mal mise, trop boulotte et déplaisante, le plus souvent renfrognée. Cette femme était-elle la mère, qui m'amenait sous prétexte de multiples et toujours changeants symptômes plus ou moins douteux ou peut-être inventés par elle, la pauvre gamine qui hésitait, même devant moi, entre soumission honteuse et muette, résignation obstinée et hostile, ou opposition verbale butée ? Ou bien cette femme était-elle la belle-mère, la nouvelle femme du père, d'ailleurs jamais venu en consultation avec la fille, et dont je crois me souvenir que cette femme provocatrice disait avec une rouerie insistante qu'il était trop gentil avec elle, qu'il lui passait tout… Aujourd'hui, je ne me rappelle plus grand-chose de ces consultations, mais je ressens encore trop bien ma gêne, mon mal-être, mes doutes sur cette femme perverse - qu'elle ait été la mère ou la belle-mère, peu importe - dont je voyais à l'évidence la maltraitance criarde, et même percevais intuitivement les abus sexuels subis possibles, de son fait comme de celui du père, au vu des symptômes de l'enfant. Aujourd'hui encore, je ressens mon impuissante subordination à faire devant cette femme malsaine les examens gynécologiques qu'elle réclamait avec moquerie, en décrivant des symptômes inquiétants, vulvaires ou urinaires, pour justifier un motif impératif d'examen. Les symptômes tournaient d'ailleurs souvent autour du ventre, du bassin, du sexe, et son regard ironique semblait me défier de dénoncer à haute voix les stigmates sexuels des abus probables, les preuves de l'inceste chez cette petite fille revêche et en échec scolaire, qu'elle s'ingéniait à faire passer pour folle. Je crois que je n'étais pas dupe, et même volontiers souvent réfractaire à faire un examen gynécologique de plus, prenant plutôt le parti de la gamine et de la préservation de son enfance malmenée, humiliée, et peut-être abusée par les deux complices. Mais je ne savais, ne pouvais pas bien le dire et l'énoncer explicitement en refus, en opposition, en dénonciation, faute de preuve d'ailleurs, me croyant tenu de répondre à une demande concernant tout symptôme énoncé, et pensant aussi que ce jeu malsain était peut-être à terme un moyen de protéger la fillette, car je restais malgré tout un témoin à charge potentiel.

Néanmoins, les consultations se multipliaient, que cette femme ait trouvé en mon cabinet un rapide assouvissement de son vice, ou qu'elle jouât à provoquer un jeune médecin inexpérimenté, pas cher et très disponible du fait de sa patientèle peu fournie. Cela remonte à si loin que je ne me souviens même plus comment les choses se sont terminées. Ce qui me parait sûr, plus encore aujourd'hui avec le recul, c'est que cette femme venait jouir de faire répéter à cette enfant, précisément avec moi, les mêmes comportements de muette soumission honteuse, de résignation obstinée, d'hostilité posturale ou de rechignement verbal agressif. Et j'imagine de surcroît que sa jouissance d'aguicheuse malfaisante était d'autant plus exaltée, qu'elle venait là « jouer avec le feu », dans la crainte excitante de pouvoir être un jour démasquée et dénoncée… Quoi qu'il en soit, je crois bien, hélas ou pas, n'être jamais directement intervenu, et ça, je ne l'ai pas oublié !!!...

... et la jouissance perverse peut bien
coûter un bras, une jambe,
pourvu qu'elle tue... :

L'addition

Je ne sais plus pourquoi elle était venue consulter, mais j'avais repéré d'emblée son maintien séducteur, son aisance maligne, son discours équivoque. Dès l'interrogatoire, elle avait signalé qu'elle était au chômage, et cherchait activement mais sans succès, du travail ; quoi de plus naturel que de telles précisions, a fortiori lorsque l'on vous pose la question... Mais très rapidement, trop sans doute, elle avait signalé avec insistance « qu'elle était secrétaire médicale, qu'elle était libre, qu'elle désirait continuer à exercer ce métier ; d'ailleurs, sans se flatter, elle pouvait vraiment préciser qu'elle était la meilleure secrétaire médicale que l'on puisse rêver, qu'elle savait tout faire, et bien ! … qu'elle était libre immédiatement… et même, tenez, tout de suite ! ». Je m'étais méfié : « Mais non, merci, je n'avais pas besoin de secrétaire ». Elle était venue néanmoins consulter ainsi deux, trois fois, je ne me souviens plus exactement ; peut-être n'étaient-ce que de vulgaires racolages. « Non, merci, je ne recherche toujours pas de secrétaire ». Puis, un beau jour, elle était revenue, triomphante, me dire surtout qu'elle venait d'être embauchée comme secrétaire par un chirurgien : un grand chirurgien, lui ! Très habile, très fort, très riche, très beau de surcroît, et qui travaillait dans une très prestigieuse clinique des beaux quartiers. Là, enfin, elle se sentait à l'aise dans ce milieu qui la méritait bien ! Elle l'était d'ailleurs surtout avec le chirurgien, qui avait déjà pu se féliciter de son immense valeur professionnelle, et n'était à l'évidence pas insensible à ses charmes également irrésistibles. Elle saurait, c'était évident, donner avec lui toute la mesure de son incomparable savoir-faire. A l'entendre comme cela, je commençais déjà à m'inquiéter un peu. Elle revint encore un peu plus tard, minaudant d'abondance, pour glisser incidemment, que le chirurgien et elle, étaient devenus amants, de formidables amants d'ailleurs, à la hauteur de ses insatiables appétits libidinaux et de ses exceptionnels talents sexuels. J'étais de plus en plus inquiet pour elle. Ce fut pire quand elle m'annonça, un peu narquoise, qu'elle venait de consulter son très séduisant chirurgien, qui l'avait examinée pour une douleur du dos insistante, irradiant dans la fesse, la cuisse et le mollet, et qui s'était bientôt compliquée d'une boiterie insolemment dissonante avec la plastique de ses jambes sculpturales. Le beau chirurgien n'avait pas hésité, selon elle, et avait rapidement, grâce au matériel d'exception de cette clinique de pointe, fait le diagnostic d'une petite tumeur bénigne du nerf sciatique. Surtout, toujours selon elle, bien qu'il ne fût pas spécialiste de chirurgie orthopédique ou neurologique, il lui aurait d'emblée proposé de lui retirer cette bricole bien bénigne. J'étais, cette fois, atterré. On sait quels risques insensés et souvent très chers payés, et le plus souvent pour les deux partis, il peut y avoir à se constituer médecin de ses propres employés. L'intervention eut lieu, qui n'améliora pas vraiment la patiente. Elle ne put pas reprendre son travail auprès de son chirurgien et employeur. Celui-ci, lui aurait d'ailleurs dit, que l'absence d'amélioration totale pouvait être due au fait qu'il n'avait pu retirer toute la tumeur, au risque de léser le nerf et de risquer la paralysie. Mais justement, ce début de paralysie comme les douleurs lombaires persistèrent, et bientôt s'aggravèrent. Lequel des deux amants, qui ne l'étaient déjà plus au grand dam de la patiente, poussa alors l'autre à faire une nouvelle intervention ? Celle-ci échoua tout autant. La patiente, en opposition toujours plus ouverte à son chirurgien, lui réclama les comptes-rendus opératoires. Il recourut à mille prétextes pour ne pas les lui confier. Elle, de son côté, en son absence, profita de son statut d'ancienne secrétaire, d'ailleurs toujours pas licenciée, pour accéder au fichier. Mais le fichier resta muet, car son dossier opératoire avait disparu. Alors, la patiente exigea, son état continuant de s'aggraver, une troisième intervention pour supprimer ses douleurs, et la paralysie de la jambe qui progressait toujours. Le chirurgien, cette fois, refusa, lui proposant de l'adresser à des confrères spécialisés, mais la patiente le menaça de procès, de dénonciation au Conseil de l'Ordre, voire de plainte pour harcèlement et abus sexuel sur employée. Et le chirurgien, la mort dans l'âme, après deux échecs opératoires, malgré un manque d'expertise dans ce domaine chirurgical très spécifique, dut se résoudre à une troisième tentative opératoire sur des tissus cicatriciels et remaniés, déjà opérés deux fois, dans les pires conditions, et sur menace de la patiente. La suite fut bien entendu, catastrophique, puisque la patiente émergea de l'anesthésie totalement paralysée du membre inférieur. Elle entama alors un recours en justice contre son chirurgien et employeur, multipliant les procédures, les consultations d'experts et les contre-expertises. Elle venait me consulter pour un traitement antalgique, la prolongation des arrêts de travail puisqu'elle n'avait toujours pas été licenciée, et surtout, depuis son fauteuil roulant, pour jouir du récit de toutes les attaques qu'elle faisait subir à son patron et ex-amant, qui l'avait négligée, méprisée, mutilée et paralysée. Sa hargne devint alors de plus en plus vindicative, sa haine verbalisée de plus en plus agressive. « Je l'ai fait divorcer, il ne voit même plus ses enfants dont, de toute façon, il ne s'occupait guère avant tout cela ! Maintenant, je vais le ruiner, je vais le détruire !!! ». Un jour, elle me raconta un épisode du procès, où elle venait de se retrouver face à lui : « Il n'osait même pas me regarder ; il était tout tassé sur son siège, pâle, grisâtre, amaigri, les cheveux devenus gris ». Et jubilant, d'un âpre ton acrimonieux : « Il avait vieilli de trente ans. On aurait dit mon père… ». Effaré, je venais enfin de comprendre ce qu'elle faisait endurer à sa victime, qui paierait sans le savoir, jusqu'au bout, de son honneur, de sa réputation et de sa vie professionnelles, la note d'un autre…

... la perversion
entre ainsi
dans la ville ouverte,
en boitant, comme
« l'Œdipe au pied enflé » :

L'ami de la famille

C'est d'abord la mère qui est venue me consulter. Une dame charmante de quelques soixante-cinq ans, toute simple, effacée mais affable. Elle était veuve depuis quelque temps, mais semblait raisonnablement faire son deuil. Ce deuil, d'ailleurs, devait bientôt l'amener à s'installer en province : ainsi laissait-elle son appartement parisien à sa fille, elle-même partant dorénavant vivre dans la maison de campagne du couple, quelque chose de cet ordre. Elle en parlait avec douceur et pusillanimité, comme à regret, de sa fille : elle la définissait « un peu étrange », ayant des sautes d'humeur violentes, un peu instable. Le temps passa un peu et elle m'annonça catastrophée que sa fille, qui n'était pas mariée, qui semblait avoir une « relation » qu'elle ne connaissait pas, était enceinte. La grossesse fut simple, mais le couple ne s'installa pas ensemble. Vint une petite fille, que le père reconnut en lui donnant son nom. Mais il aurait ensuite refusé de s'installer avec la jeune mère, et les jeunes parents restèrent séparés au grand dam de la grand-mère. Peu de temps avant que la grand-mère ne partît en province, la jeune femme m'amena la petite-fille en consultation, et au gré des vaccinations, examens de santé obligatoires et autres infections parisiennes difficilement évitables, je les vis assez régulièrement. C'était toujours pour sa fille que la jeune femme consultait. Vint enfin un jour où elle consulta pour elle-même. J'avais remarqué d'emblée dans sa démarche une importante claudication, mais elle ne m'en avait rien dit. Cette fois, cette boiterie renforçait des lombalgies chroniques très invalidantes, et elle dût bien m'en parler ; mais avec retenue, avec gêne, presque avec honte… J'appris, qu'enfant, elle avait été une patineuse de très haut niveau, réellement promise à une carrière de niveau olympique. J'étais néanmoins intrigué, car elle semblait évoquer cela avec défiance, comme désagréablement, s'excusant presque d'évoquer l'inavouable… Lors de ses entrainements extrêmement poussés, elle avait subi un traumatisme du genou qui avait lésé un ménisque. Son entraineur, qui était devenu l'ami de la famille - mais cela, elle le murmurait à voix très basse, gênée, comme à regret, le regard errant de droite à gauche - avait conseillé un chirurgien de ses connaissances pour intervenir. Les parents s'étaient laissé influencer et avaient fait confiance. Malheureusement, l'intervention avait échoué, son état s'était même aggravé, et toujours conseillés par le chirurgien et l'entraineur, les parents avaient accepté que la fillette soit à nouveau opérée : elle sera finalement ainsi opérée dix fois du genou initialement traumatisé (!!!), et une autre fois de plus de l'autre côté dans un but de rectification posturale (!), subira une paralysie du nerf sciatique poplité externe par faute chirurgicale, aura une importante différence de hauteur de membre inférieur à l'origine de cette sévère boiterie, aura de graves et durables séquelles algo-neuro-dystrophiques, et fera plus tard des phlébites à répétition sur cette jambe martyrisée… Au fil parcimonieux de ses consultations espacées et toujours très autocensurées, elle révèlera progressivement et avec réticence, que l'entraineur tant admiré avait gagné la confiance de ses parents, était devenu quasiment un membre à part entière de la famille, voire le plus important, puisqu'il s'était même immiscé dans sa propre éducation. Surtout, confuse, honteuse, elle finira par avouer qu'il avait sexuellement, et durablement abusé d'elle, sans qu'elle ne se rebelle jamais. Mieux, elle ressentait une telle complicité entre ses parents, surtout entre son père et l'entraineur, qu'elle avait longtemps imaginé que dénoncer ces pratiques, aurait scandalisé son père et peiné sa mère, d'autant que la ruine de sa condition physique avait tôt fait abandonner chez chacun, tout espoir de carrière de patineuse, ce dont elle culpabilisait encore… Ayant difficilement avoué ces faits, elle revint de temps à autre à tâtons sur ces évènements, toujours subrepticement, toujours pudiquement, avec réticence et comme honteusement. De mon côté, j'essayai prudemment et progressivement de lui suggérer que le vécu douloureux, le ressenti de son état physique actuel, pouvait être majoré par les résurgences itératives de ces traumatismes et de ces souvenirs si pénibles. Elle eut l'air de penser, si ce n'est vraiment expliciter, que ces souvenirs n'étaient pas douloureux, que c'étaient son état physique, son infirmité et la honte de l'échec de sa carrière sportive, qui l'étaient… Un jour qu'elle évoquait à nouveau le psychotraumatisme et les chirurgies abusives à l'origine de ses blessures et de sa déchéance physique, j'évoquai doucement et sans pesanteur, que les études cliniques avaient prouvé dans une multitude de cas similaires, que dénoncer ces actes, même au-delà du délai de prescription, était le plus souvent résolutoire et apaisant sur l'insistance et la récurrence des symptômes. Elle me rétorqua qu'elle n'avait nulle envie de dénoncer ces actes et tout ce qui s'était passé : de toute façon, l'entraineur comme son père étaient décédés, sans qu'elle n'ait jamais osé les confronter à nouveau à tout cela… Je ne répondis rien, mais insidieusement, s'imposa à moi le souvenir de sa propre mère : cette mère complice qui s'était éloignée, qui avait peut-être esquivé la grossesse et la naissance, et était aujourd'hui grand-mère d'une petite fille qui grandissait avec ce lourd non-dit… Parvenue à l'adolescence, cette jeune fille vint consulter de nombreuses fois toujours accompagnée de sa mère pour des pseudo-vertiges et des « malaises » mis sur le compte de la fatigue scolaire, de la maigreur un peu excessive mais sans composante à proprement parler anorexique, de la tétano-spasmophilie, d'hypotensions orthostatiques et sans aucun doute d'hypoglycémies, évoquées prudemment mais jamais prouvées. Ces malaises survenaient volontiers pendant les efforts physiques, et surtout pendant la gymnastique scolaire. Je crois que la mère a parfaitement ressenti ce à quoi je pensais, mais tenu par sa détermination au silence, je ne pouvais rien évoquer à la fille de l'histoire de sa mère. Je me contentai de dire « innocemment » à la mère qu'il serait intéressant qu'elle fasse bénéficier sa fille de son expérience et de ses conseils de sportive accomplie, pour la gymnastique scolaire… Je crois qu'elle m'a compris, car lorsqu'elle est revenue en consultation pour elle, j'ai demandé incidemment des nouvelles de sa fille. Apparemment soulagée et d'une voix plus ferme, elle me répondit « qu'elle semblait aller bien, et n'avait plus refait de malaises… ».

... il n'est ainsi pas rare que
la génération précédente
laisse payer à la suivante
un lourd tribut, qui
exonère la dernière :

Le bon docteur…

Cette femme d'une cinquantaine d'années était mariée à un homme de plus de trente ans son ainé. J'appris progressivement et par bribes, qu'il était en fait le voisin et meilleur ami de son propre père. Lorsqu'il était devenu précocement veuf, cet homme s'était encore plus rapproché de la famille de la patiente, et très rapidement avait épousé cette toute jeune femme alors à peine majeure. Je ressentais une gêne face à ces gens pourtant pas désagréables, mais si dissemblables, en fait surtout parce que le couple lui-même distillait insidieusement une gêne, qui sentait l'inceste à plein nez. Mais quel inceste ? Celui du père avec sa fille ? Celui par procuration du père offrant sa jeune vierge de fille à ce bien trop proche ami, son clone du même âge ? Celui de la mère sur la fille, dont personne ne parle jamais, et qui n'a pu qu'être complice de ces deux hommes ? Et comment, et de quoi est morte l'épouse du vieux mari dont personne ne parle non plus ?... Pourtant, ce couple parait très soudé, uni par un lien historique fort ; peut-être simplement à cause de l'autorité du mari ; une autorité qui n'est, sans doute, que celle que les hommes exerçaient habituellement sur leurs épouses dans la génération précédente. Toujours est-il que le temps s'écoule benoîtement sur ce couple qui va cahin-caha. Survient un jour le cancer de prostate du mari, qui est pris en charge de manière conforme au savoir de cette époque, par exérèse chirurgicale élargie et radiothérapie massive. Peu de temps après, je suis appelé au domicile du couple : l'épouse fait un authentique et impressionnant accès délirant, mais dans une présentation assez histrionique, nettement hystérisée, un peu « à l'ancienne » comme du temps de Charcot et de Babinski. Agitée, elle est très volubile et son discours est diffluent. Apparemment affolée, elle répète sans cesse un nom de famille, sans prénom, sans titre de civilité. J'interroge la patiente sur ce nom : elle roule en tous sens, des yeux effarés, apeurés. Le mari, perplexe, prend bientôt la parole : ce nom, c'est celui du médecin des deux familles d'autrefois, vieux généraliste que la patiente a connu lorsqu'elle était enfant ; médecin si proche qu'il était quasiment également devenu un ami de la famille, et qui est mort depuis longtemps. Je reprends avec la patiente : « Pourquoi répète-t-elle le nom de son vieux médecin ? ». Elle glisse à nouveau de son mari à moi, un regard errant ; des yeux anxieux, pas vraiment paniqués, mais nettement angoissés. Le mari intervient à nouveau rapidement, gêné, disant qu'il ne comprend pas, que ce médecin était si gentil, si dévoué, qu'il est mort il y a si longtemps. La patiente nous observe alternativement tous deux, toujours anxieuse. Je lui prescris un anxiolytique léger et un neuroleptique également à très faible dose, prévoyant d'augmenter progressivement la posologie. Très étrangement, cette bouffée délirante cessera très rapidement avec ce traitement pourtant extrêmement léger. Interrogée prudemment au décours de l'accès, la patiente dira ne pas avoir le moindre souvenir de sa bouffée délirante, et n'associera rien sur ce nom propre qu'elle confirmera pourtant, être bien celui du vieux médecin. Quel rôle aura donc joué autrefois ce praticien ? Pourquoi cette peur chez la patiente prononçant ce nom ? Pourquoi me regardait-elle, moi aussi « médecin de famille », avec tant d'angoisse, et à qui m'identifiait-elle ? Quelle est la raison de la gêne du mari à l'évocation de ce vieux médecin de famille ? Quel lien, quelle connivence, quelle complicité louche, voire malsaine, entretiennent tous ces protagonistes vis-à-vis de cette femme née juste à la fin de la guerre, au moment de la libération et des purges ? Pourquoi cet accès délirant survient-il précisément au moment de la castration symbolique du mari par la maladie génitale et sexuelle ? Qu'est-ce qui a donc réémergé là ? Je ne le saurai jamais. Toutefois, lorsque le mari décède des années plus tard, j'ai la surprise de voir cette femme sortir rapidement, sans deuil, de sa condition étriquée de petite fille soumise, et tisser bientôt une nouvelle conjugalité avec un homme de son âge. Est-ce là une prise de sens tardive, et franchement résolutoire, due à la disparition du dernier de tous les protagonistes de cette obscure affaire ?

... et là encore,
le bon vieux docteur de la famille n'est peut-être pas si bon que cela :

La vérité toute nue

Elle vient d'une banlieue cossue, d'où elle est partie faire un stage professionnel et linguistique au Canada, où elle a rencontré son fiancé, un très sympathique ancien bucheron, pensionné par son entreprise pour blessure grave, et qui a pris bien du poids depuis… Ils sont venus directement s'installer à Paris après leur mariage. Aujourd'hui, elle consulte pour la première fois, et l'interrogatoire inaugural m'apprend qu'elle a toujours eu dans sa banlieue le même médecin qui l'a suivie de sa toute petite enfance à son départ vers la Belle Province ; un vrai « médecin de famille » qu'elle adore, et qui doit être en retraite maintenant. Elle se plaint d'une quelconque rhino-pharyngite. Le dossier et l'anamnèse faits à l'ordinateur dans mon bureau, je lui dis d'aller dans la pièce d'examen, attenante et séparée de mon bureau par une porte. Je fais le plus souvent cela pour laisser aux patients un laps de temps pour se déshabiller, lorsque c'est nécessaire, pour se préparer mentalement à l'examen, pour être simplement seuls un instant dans l'intimité de leurs sous-vêtements. Et lorsqu'un instant plus tard, j'entre dans la salle d'examen pour examiner une gorge, des fosses nasales, des tympans peut-être, au mieux ausculter des poumons, quelle n'est pas ma surprise de constater qu'elle m'attend debout, entièrement nue, joviale et très décontractée. Je cache ma surprise, et commence l'examen clinique, elle assise maintenant sur le lit d'examen, moi debout face à ce jeune corps replet. Elle sourit gentiment entre les diverses phases de l'examen. Manifestement, elle est absolument détendue, et semble même s'amuser de la palpation des aires ganglionnaires cervicales, de l'auscultation pulmonaire. Je me pose bien sûr la question d'une exhibitionniste, d'une allumeuse perverse ; mais je ne ressens rien de tout cela. Elle semble au contraire très saine dans sa nudité un peu enrobée. Une naturiste, alors ? Non, ce n'est pas chez le médecin qu'elle viendrait goûter le plaisir de la nudité… Je songe à ce médecin de riche banlieue, qui l'a suivie depuis toujours, qu'elle encense… Evidemment, lors de multiples consultations, le médecin généraliste est amené à se confronter à la nudité, à l'intimité du corps, à l'exploration des orifices. Mais dans ces cas-là, les symptômes apportés par le patient y invitent directement pour une pathologie gynécologique, anale, pelvienne ; ou bien, la bonne clinique sérieuse oblige à faire une exploration gynécologique pour un symptôme apparemment plus lointain, mais dans cette occurrence, on explique et justifie la raison de cette exploration destinée à mener au diagnostic, et on détaille avec des mots simples les phases de l'exploration. Là, rien de tel : elle s'est elle-même totalement dénudée pour un examen qui a priori devait se limiter à la sphère ORL, au plus aux poumons. La suite de l'examen se poursuit de manière parfaitement banale, et je ne perçois toujours pas la moindre ambiguïté dans son comportement bien qu'elle reste totalement nue. Je termine l'examen, lui propose de se rhabiller, tandis que je retourne dans mon bureau compléter son dossier, et rédiger l'ordonnance. Toujours pas la moindre équivoque, lorsqu'elle revient s'asseoir face à moi, ni lorsqu'elle me quitte avec son ordonnance et quelques mots « d'accompagnement » bienveillants. Je reste perplexe, puis poursuis mes consultations. Elle reviendra quelque temps plus tard, pour une autre pathologie bien banale, et très localisée. Cette fois, je prends la peine de lui préciser de manière apparemment insouciante, qu'elle peut juste relever sa manche, ou juste ôter son soulier, ou seulement relever son pull-over, je ne sais plus, en fonction du symptôme qu'elle présentait et ai depuis oublié. Mais elle se dirige d'elle-même vers ma salle d'examen en disant : « Non, non, chez le médecin, c'est toute nue, c'est toujours comme ça ! ». Je me garde bien de laisser paraître mon étonnement, car je repense aussitôt à ce vieux médecin adulé depuis toujours, qui l'a dénudée depuis sa toute petite enfance jusqu'à son âge adulte ; à sa mère, à son père qui l'accompagnaient forcément quand elle n'était qu'une petite fille, puis lorsqu'elle était déjà plus grande… Et pourtant, elle ne semble pas du tout en avoir vécu un traumatisme infantile de vol, de viol, de spoliation de l'intimité ; bien au contraire, elle semble toujours nourrir une confiance illimitée en ce médecin, un respect profond, une franche admiration. Résilience seulement ? Complicité perverse ? Jeu complexe d'emprise à qui l'exercera sur l'autre, chez une toute jeune Lolita qui aurait repéré le pouvoir de séduction de sa fraîche féminité, sur un déjà vieux médecin vaguement voyeur, et qui lui aurait permis de dépasser la soumission à l'autorité du savoir et du pouvoir de l'adulte ? Je ne le saurai pas. Elle ne m'en a rien dit de plus, et je n'ai pas questionné plus avant de peur de faire ressurgir d'archaïques affects trop efficacement enfouis. Par contre, lorsqu'à l'occasion d'une consultation ultérieure, je lui répéterai avec un peu plus de fermeté, qu'il n'est pas nécessaire cette fois de se déshabiller complètement pour je ne sais quelle lésion de la main ou de l'avant-bras, je ne suis pas sûr qu'en son for intérieur, elle ne m'ait pas taxé de coupable négligence, ou de dommageable indifférence…

... et cet autre notable
qui ne voulait sans doute que
leur bien,
à toutes les deux :

Les abat-jour

C'est curieux comme il m'en reste peu de choses. Ce n'est pourtant pas si loin… Et pourtant, j'ai perdu l'histoire ; presque tout. Il ne m'en reste que des bribes. Un visage, des postures, le timbre d'une voix, la pâleur des téguments à la prise de pression artérielle. Pourquoi ai-je oublié ? préféré oublier… ? Pourtant, a priori, j'ai vu et entendu pire. Et voilà qu'il ne m'en reste presque plus rien. Je ne sais même plus comment elle est arrivée dans ma patientèle. Elle était assistante sociale dans un service de psychiatrie de l'Assistance Publique. A l'évidence, elle collectionnait les arrêts de travail. Toujours est-il que c'est pour cela, entre autres, qu'elle est venue me consulter. Déprimée, elle était déjà sous traitement antidépresseur, prescrit par un confrère que j'ai également oublié. Pourquoi a-t-elle changé de patientèle ? Je n'en sais rien ; je ne m'en souviens pas non plus. Pourquoi est-ce que je me souviens qu'elle a fui sa ville de lointaine province, toute jeune encore, même pas majeure, je crois, en pleine nuit, comme ça, n'emportant rien ou pas grand-chose. Sa mère n'aurait même pas cherché à la rattraper. Elle souffrait de violentes migraines, très rebelles ; d'insomnies rebelles aussi ; d'asthénie et d'hypotension peu sensibles au traitement ; et puis je crois, qu'elle souffrait surtout de la vie, de sa vie… Je ne me souviens que de bribes, ça m'a peut-être suffi… Elle était la fille d'une coiffeuse ; une coiffeuse de petite ville de province. Petite, sa mère l'emmenait voir le notaire ; pour quelles raisons ? Elle l'a vue souvent, longtemps, comme ça, apparemment sans prétexte majeur. Les années passaient ; elle grandissait. Encore toute gamine, sa mère lui a dit un jour que ce notaire était son père ! Celui-ci n'a pas nié… Je ne me souviens plus, si elle avait déjà un père à la maison, ou si sa mère avait un compagnon au domicile ; je crois me souvenir qu'elle l'élevait seule. C'était une toute petite ville… Peu après sa puberté, sa mère et le notaire l'ont fait assister, et même participer à des partouzes entre gens de bonne société. Elle ne s'est pas dérobée. Elle a seulement eu encore plus de migraines et moins bien travaillé à l'école, mais c'était de toute façon une si petite ville, et de toute façon sans débouchés… Elle a mollement reproché plus tard à sa mère de l'avoir livrée à ces prédateurs. Sa mère lui a répondu que ce n'était pas bien méchant, que c'était après soixante-huit, et que les temps étaient très permissifs. Et puis, c'était une si petite ville que quasiment tout le monde se connaissait ; on était presque en famille… Je ne me souviens plus pourquoi elle a donc fini par fuir : des coups ? … la violence d'un beau-père peut-être ? … Mais sa vie n'avait été faite que de violence… Maintenant, elle ne demande que son arrêt de travail, n'attend que l'inaptitude au travail délivrée par la Médecine du Travail et l'invalidité de la CPAM pour abandonner ce métier, et rêve de se recycler à domicile comme fabricante d'abat-jours textiles, un métier surprenant façon Pénélope, un métier de femme de marin, un métier de veuve, un métier de femme sans homme pour abattre les jours. Elle n'aspire plus qu'à la tranquillité, si possible sans migraine, sans insomnie, mais ce n'est pas ce qui semble le plus la préoccuper. Elle attend patiemment sa longue ordonnance, mais je crois depuis longtemps déjà, qu'elle ne prend quasiment aucun, ou très peu, des médicaments prescrits. Pourquoi est-ce que je me souviens seulement d'avoir quasiment tout oublié ?

... et cet autre saint homme
qui n'est peut-être pas si bon non plus... ;
jusqu'à ce que
ÇA vole en éclat... :

Défroquée… culottée…

Elle avait une quarantaine d'années, un physique assez terne, ou plutôt assombri, où couvait pourtant quelque chose de lumineux qui irradiait exceptionnellement une mimique d'éveil fugace, un sourire furtif, une parole inattendue, une question d'une naïveté surprenante. Elle était venue me consulter pour ce que j'aurais volontiers appelé un syndrome anxiodépressif, mais qui n'en semblait pas typiquement un, et que j'avais eu envie de nommer par perplexité « son état » : un état où dominaient la douleur et la culpabilité. Quelle douleur ? Et pourquoi, de quoi, coupable ? Je m'étais d'emblée appliqué à l'écouter, en lui prescrivant à la fin de la consultation quelque anxiolytique léger dans lequel je ne m'investissais guère, qui donc n'était pas très efficace, et qu'elle ne prenait peut-être même pas. Les consultations se multipliaient, assez fréquentes, avec de moins en moins de doléances sur un symptôme précis. De plus en plus, elle se contentait de s'asseoir, me parlait en espérant manifestement peu de réponses et n'attendant plus le moindre simulacre d'examen physique. Nous nous étions, en peu de consultations, et j'ai déjà envie d'écrire peu de séances, installés dans cette dynamique où elle parlait librement, à brûle-pourpoint, à dire vrai par associations libres, et où j'écoutais dans une attention flottante et pourtant vigilante, relevant quelque élément, soulignant tel autre, posant une question plus ou moins innocente. Elle était donc dans une véritable démarche analytique bien que n'ayant jamais goûté de la moindre psychothérapie, si bien que pour délimiter plus clairement le cadre et me donner plus de disponibilité d'écoute, je lui proposai bientôt de ne plus la recevoir qu'en dehors de mes heures de consultation de médecine générale, à jour et heure fixes et « seulement pour parler », ce dispositif étant facilité par le fait que je disposais d'un grand bureau confortable de réception, auquel était attenante une salle d'examen strictement clinique, bien séparée par une porte. Elle accepta sans la moindre hésitation ni surprise. Elle avait eu une enfance apparemment banale, dans une famille croyante mais pas particulièrement pratiquante. Pourtant, vers la vingtaine d'années, elle avait ressenti l'appel de la foi, était entrée dans les ordres, même si je ne me souviens plus exactement si elle avait ou pas prononcé ses vœux. Quoi qu'il en soit, elle vivait une vie religieuse non cloitrée, mais au sein d'un ordre. Cet ordre avait pour coutume, ou règle, de confier la vie spirituelle de ses ouailles aux soins éclairés d'un directeur de conscience et confesseur. Elle décrit le sien comme un grand érudit, passionnant et passionné, avec lequel elle avait des entretiens exceptionnels d'intelligence et de gravité. J'ai d'emblée identifié que son transfert m'assignerait la place fantasmatique de ce confesseur d'exception, et qu'endosser cette défroque pour valider cette utopie dans son analyse, serait une démarche périlleuse sur une étroite ligne de crête bordée de tréfonds obscurs. Elle me décrivit plus avant une enfance où dans un décor petit bourgeois, avait néanmoins rôdé l'ombre menaçante de la séduction pédophile, sans que je me souvienne s'il y avait vraiment eu acte ou pas. Quoi qu'il en soit, son enfance avait été marquée par ce danger, et c'est, confrontée à cette menace, qu'elle avait structuré son psychisme et élaboré sa féminitude. On peut concevoir qu'elle ait trouvé dans le Dieu juste et bon des églises, un père omnipotent, mais protecteur, et suffisamment lointain et transcendant pour n'être pas, lui, une réelle menace physique. Mais le destin est malicieux ou pernicieux, qui la rapproche, alors qu'elle a déjà embrassé une vie religieuse où les élans de sa jeune féminité se subliment dans la chaleureuse sororité, à l'aura fascinante de ce pasteur d'âmes consacré, mais bien trop incarné. Lequel des deux aura séduit l'autre et rompu le vœu d'abstinence qu'ils avaient prononcé ? Quoi qu'il en soit, ils se trouvèrent, se reconnurent, s'aimèrent, se désirèrent et devinrent amants. Mais plus la jouissance sexuelle devenait pour elle une jubilation de nature divine qui ne faisait que renforcer sa foi, plus sa jouissance à lui devenait coupable, honteuse, et prétexte à mortifications qu'il s'imposait d'abord à lui, mais aussi, et même surtout, à elle. Et bientôt, il lui enjoint de révoquer ses vœux pour motif de parjure sacrilège, et de s'exiler dans une vie séculaire qu'elle n'a jamais connue. La voilà donc chassée de l'Eden protégé de son paradis sororal, et tombée dans la réalité brute de l'anonymat parisien. Déboussolée, mais soutenue par l'amour qu'elle éprouve encore pour son confesseur qui pourtant n'intercède en rien pour elle, sans diplôme, sans expérience professionnelle, elle réussit néanmoins à trouver un travail d'aide bibliothécaire qui lui permet de louer un petit studio. La relation physique perdure, mais si elle la comble encore malgré tout, elle se fait de plus en plus follement coupable chez son amant, qui vit des résurgences honteuses dignes des pénitents des temps ignominieux de la Très Sainte Inquisition… Et l'inévitable survient : elle tombe enceinte, ce qu'elle vit d'abord comme une consécration divine de leur amour, avant de rapidement déchanter devant les imprécations et les anathèmes violents qu'elle essuie. Son amant la somme d'avorter tout en la culpabilisant de l'obliger, lui, à cause de sa grossesse, à devenir le complice du crime inexpiable contre la vie sacrée ! C'est peu de temps après son avortement, dans cette déroute de toutes ses valeurs et de ses sentiments bafoués, dans le deuil d'un enfant d'amour immolé, qu'elle vint me consulter. Sa thérapie analytique allait son train, sur un mode grave, toujours triste, rarement éploré, et elle semblait bien élaborer le travail psychique qui la mènerait peut-être un jour, au mieux, à l'éradication du symptôme et de la souffrance, mais surtout à l'acceptation de son histoire. Et puis un jour, à l'entour d'une narration significative, j'avançai prudemment par association libre, une interprétation qui pourrait faire mouche. Et du tac au tac, dans cette ambiance de gravité pourtant lourde, son buste se dressant concomitamment sans dissimulation, son visage exultant la physionomie d'une jeune femme vivante et joyeuse, sa bouche proféra sans censure un tonitruant « Tu l'as dit, bouffi ! », s'appropriant ce tic de langage décontracté entre potes du même chantier ! Nous sommes partis instantanément de concert, de communion, dans un éclat de rire jaculatoire. Passé l'instant culminant, j'étais curieux de voir si cette dérisoire, mais comique entorse protocolaire aurait ultérieurement un quelconque impact sur sa cure. Je la vis aux séances suivantes venir de plus en plus apaisée, bientôt revivifiée, sa mise s'éclaircissant en vêtements plus colorés, son corps enfin délié se dressant dans son propre espace, et sa voix devenant plus lumineuse et assurée. Quelque temps plus tard, elle décida d'interrompre ses séances, sans doute pour commencer, ou continuer à vivre. Cette échappée belle faisable, cette résurrection possible, je l'avais sans doute inconsciemment « dite, bouffie ! ».

... il est ainsi
des éclats de rire qui font
voler en éclats
les avatars des traumatismes infantiles et des souffrances précoces ;
mais il est aussi
des résidus d'horreur qui
pourrissent longtemps au plus secret
des victimes sacrificielles des
familles ni saintes ni saines :

Les résidus

Directeur dans une grosse entreprise d'import-export, il avait longtemps travaillé comme un fou, multipliant les heures supplémentaires, passant des week-ends entiers à rattraper le retard ou les erreurs de ses subalternes. Puis, son entreprise pressée par son président et ses actionnaires, avait commencé à prendre des mesures qu'il contestait, l'avait poussé à couvrir des dispositions qu'il réprouvait, à faire des opérations à la limite d'une légalité que sa rigueur quasi-obsessionnelle ne voulait pas enfreindre. Ainsi, il s'était bientôt mis à dos une collègue qui ne lui était hiérarchiquement pas supérieure, mais qui avait l'oreille du Président Directeur Général et apparemment bien plus encore sur son canapé. Tiraillé par ses réticences et torturé par ses scrupules, il avait fini par succomber à une sorte de sciatique paralysante très atypique qui trahissait bien son « plein le dos ! », et qui avait un temps fait se questionner sur son organicité les meilleurs neurologues parisiens, avant que d'être étiquetée « conversion psychosomatique hystérique sur équivalent dépressif ». Tous les traitements successivement tentés se révélèrent très décevants. Il s'était de surcroît inconsciemment fourvoyé dans une posture sinistrosique dépressive, par le biais d'un procès contre son employeur, qui selon ses calculs strictement comptables, lui devait une somme astronomique. Ses symptômes fluctuaient, plutôt dans le sens de l'aggravation au gré des complications juridiques, des renvois devant différents experts toujours indifférents à la complexité de sa situation psychologique, des atermoiements de la médecine du travail trop inféodée à l'employeur, des lenteurs et de la viscosité de la Sécurité Sociale, toujours trop lente à payer ses Indemnités Journalières d'Arrêt de Travail, trop rétive à statuer sur son Invalidité Permanente Partielle. Outre ces difficultés professionnelles inextricables, il souffrait également d'un gravissime contentieux avec les membres de sa famille. Né d'une grossesse non désirée à grande distance d'un frère et d'une sœur beaucoup plus âgés, il n'avait jamais été accepté par ce noyau familial soudé face à un père alcoolique, démissionnaire mais violent. Sur les exhortations de sa sœur aînée, sa mère enceinte de lui, avait fait de multiples et vaines tentatives d'avortements ; plus tard, son frère aîné l'avait chroniquement martyrisé, et même un jour violé, avec la complicité et le soutien de cette sœur. Il ne comptait plus, et souffrait toujours du nombre de repas qu'il avait passés sous la table, au-dessus de la gamelle du chien, à essuyer les coups de pied rageurs et vicieux des convives assis. Pourtant, il continuait d'aider financièrement et de se responsabiliser pour une mère placée puisque devenue démente et dépendante, pour une sœur au chômage en pleine dégringolade sociale, et un frère délinquant ayant régulièrement maille à partir avec la justice. A la mort de la mère, les trois enfants se disputèrent l'héritage du pavillon de banlieue et les quelques biens. A l'occasion d'un de ces conflits, la sœur lui asséna un sanglant et perfide « Toi tu la fermes, tu n'es que le résidu d'avortements ratés ! ». Encaissant ces paroles meurtrières, il toucha le fond en prenant conscience de ce qu'il représentait pour ces monstres échappés tout droit de « Festen », plongeant ainsi dans la genèse de toute son existence maltraitée. Pourtant, noyé au plus profond de la bauge familiale, peut-être son Inconscient identifia-t-il que le résidu est justement ce qui reste d'irréductible de la décomposition, de l'annihilation. Car survivant à *Ça,* il émergea lentement de cette boue, se désenglua de la fange familiale, vivant, revivant. Il redressa progressivement son rachis meurtri, et put enfin remarcher suffisamment pour tourner définitivement le dos à cette famille délétère et ce passé cauchemardesque.

... il en est donc ainsi qui
se redressent, et marchent, et avancent ;
et il en est d'autres qui
s'enlisent, s'enfoncent,
ne font que s'abîmer :

« L’Assommoir »

J’avais eu l’occasion de goûter en garde d’arrondissement à « l’assommoir » de cette famille pauvrement nichée au deuxième étage dans l’insalubre taudis d’une lugubre impasse aux pavés disjoints. La mère sans âge et décharnée par l’alcool qui la consumait, avait manifestement abandonné de longue date, toute velléité de ménage dans ce petit une pièce-cuisine, encombré et sale. Le mari réussissait, malgré l’alcool, à maintenir imparfaitement debout une posture policée, et l’on voyait pendue à la porte de la cuisine, sa tenue noire et lustrée de maître d’hôtel et sommelier. Le fils d’une petite dizaine d’années roulait des yeux sournois dans ce peu de mètres carrés, où l’on se demandait quelle place il pourrait jamais prendre. Je les vis chacun quelques fois, dans cette ambiance désespérante, le plus souvent pour la mère déjà ravagée par les complications de l’alcoolisme qui la détruisait. J’appris un jour d’une voisine de l’impasse qui me consultait aussi, que la nuit précédente, la mère, ivre, avait voulu se défenestrer, que son fils de dix ans l’avait maintenue par les poignets au-dessus du vide en criant « Tu veux crever, salope ? », tandis qu’elle hurlait d’une voix avinée « Lâche-moi, lâche-moi », au moment même où le mari rentrait complètement saoul de son travail nocturne, ne comprenant rien à l’agitation qui tenait l’impasse éveillée. Les voisins n’avaient pu pénétrer à temps dans l’appartement, faute de clef ; le mari s’était écroulé ivre-mort sur les pavés, et l’on n’avait pas trouvé non plus de clef sur lui. Le fils avait fini par lâcher sa mère, finalement pas de très haut, mais la malchance ou le destin démoniaque avait voulu que sa tête heurte fatalement le pavé. Elle était morte quasiment sur le coup, sous les yeux de ce fils de dix ans, qui venait de la lâcher dans une bordée d’insultes !... Je revis le fils six, sept ans plus tard. Il avait été recueilli et élevé en grande banlieue par une tante. Il était alors apprenti mécanicien. Il prenait des antiépileptiques, dont il venait me demander la prescription. Il ne dit rien de son passé d’enfant du quartier, de sa vie ultérieure en grande banlieue, ne rebondit pas sur les nouvelles « innocentes » que je demandais de son père ; et son visage arborait déjà les stigmates de l’alcoolisme…

... l’alcool fait donc des ravages,
c’est bien connu ;
même quand on n’en prend plus :

« L'Echange »

Ce couple frappant, m'avait d'emblée intéressé. Elle, droite, le regard tendu et la voix plutôt forte, portait manifestement la culotte dans le couple : elle, dynamique, volontaire, solide, responsable, et fiable ! Tout l'inverse de lui : lui, si ratatiné qu'il paraissait plus petit qu'elle, les épaules basses, le cou ployé, la tête penchée de côté, le regard fuyant, déjà repentant et pourtant toujours coupable… « Bah, vas-y ! dis-le au docteur ! dis comment ça se passe ! dis ce que tu fais tous les jours ! On n'a jamais pu compter sur lui, docteur ! Le nombre de fois où il a oublié d'aller chercher les enfants à l'école, de rapporter les courses : même qu'y'avait rien à manger pour ses enfants, des gosses encore petits ; une honte ! surtout qu'y rentre plus tôt que moi, toujours à me crever, alors que lui, il est ch'minot, à s'la couler douce et à picoler avec ses potes ! Même qu'y rentrait à pas d'heure en plus, toujours complètement bourré ! un bel exemple pour les p'tits ! y d'vrait avoir honte !!! ». Et en effet, le malheureux patient, abreuvé de récriminations, semble honteux, se recroqueville tellement d'ignominie, comme un gosse, comme un de ses gosses…, que l'on imagine bien qu'il n'attend qu'une pause dans ce réquisitoire, pour filer en douce donner raison à sa mégère dans le premier bistrot du coin. Et cela continuera comme cela de nombreuses consultations. Elle, vitupérant sans cesse l'incapable ; lui, à jeun en face de moi, cachant sa honte et sa gêne, derrière sa dérobade dans le mutisme ou la démission. Je n'en tirerai que de rares phrases lapidaires lorsque sous injonctions et menaces de divorce, il accepte plusieurs fois des cures de désintoxication alcoolique, qui finalement ne parviennent même pas jusqu'à l'admission dans l'établissement de cure. Le temps passe, les enfants grandissent, la situation perdure, d'une certaine manière bien équilibrée, puisqu'à chaque fois le même scenario se répète avec elle bien droite dans ses bottes de dictateur en chef, et lui dans sa posture coupable d'alcoolo péteux. Comble du comble, lui ne consulte jamais pour lui-même, il n'a jamais rien, hiver comme été, malgré l'alcoolisme et le tabagisme, et n'est jamais amené chez moi, que traîné par son épouse en rogne après lui. En revanche, elle, consulte souvent, très souvent, pour différentes somatisations liées au stress et à l'ambiance familiale, et surtout pour le dénigrer et fustiger son comportement. J'apprends quand même qu'elle, si elle travaille comme une damnée, gagne toutefois beaucoup moins que lui. Un jour, lors de l'une de ces consultations où l'épouse le charrie tout contrit dans son sillage, je décide d'un bilan d'évaluation biologique et échographique, qu'il accepte enfin de faire. Les résultats sont alors devenus catastrophiques : la cirrhose hépatique menace, la pancréatite aussi, et des varices œsophagiennes potentiellement dangereuses sont déjà présentes. La situation est donc maintenant alarmante, et je traduis ces constations en termes simples et en conduite à tenir souhaitable, sans grande conviction toutefois. Curieusement, au lieu de fulminer, l'épouse se tait, tandis que le mari se redressant, dit pour la première fois d'une voix ferme et claire : « Bon, je vais arrêter de boire. Faites-moi hospitaliser ». Je ratifie sa décision en le félicitant pour sa détermination, et confirme que je vais diligenter une admission en établissement spécialisé dans les cures de désintoxication. Je prescris en attendant un traitement d'accompagnement du sevrage alcoolique. Tracasseries administratives, liste d'attente impressionnante et inertie d'agrément par la CPAM conjoints, la cure ne se fera pas, mais il reviendra néanmoins à chaque consultation d'accompagnement et de surveillance, totalement et durablement sevré ! … Son moral est par contre atteint, et il devient suffisamment dépressif pour qu'un traitement antidépresseur léger soit nécessaire, tandis qu'un diabète se déclare ainsi qu'une hypertension artérielle et un ulcère gastrique justifiant traitements. L'épouse, elle, ne l'accompagne désormais plus aux consultations, semble se rencogner à domicile, et déprime également. Le couple, si solide auparavant dans sa relation dominante-dominé, vacille, va mal, finit par se séparer. Je ne vois plus que de loin en loin le mari qui reste sobre, et semble même stabilisé, quelques années plus tard, dans une nouvelle conjugalité. Il conserve une excellente relation avec ses deux fils qu'il voit dorénavant régulièrement. En revanche, la dépression de l'épouse se majore, et son traitement antidépresseur s'alourdit progressivement. Ses arrêts de travail se multiplient, tandis que les tensions au domicile avec ses fils sont monnaie courante. Surtout, surtout, je constate au vu d'effets indésirables au traitement, et elle me le confirme d'ailleurs elle-même sans remords, que dorénavant elle boit régulièrement, et en quantité de plus en plus importante, de l'alcool auquel elle devient dépendante !... Dans la rupture de leur contestable mais pourtant stable duo, ces deux conjoints inséparables pour le pire qui était peut-être malgré tout leur meilleur, ont totalement échangé leurs rôles. L'épouse despotique a perdu un mari infantilisé et soumis. Le mari s'est sevré, s'est affranchi de la tutelle de sa femme, a trouvé une vraie place de père, de partenaire, et a rencontré des pathologies d'adulte. Face à cette émancipation, elle, a perdu sa position dominante, a rencontré l'abandon, versé dans l'alcoolisme avec son gâchis, ses conséquences désocialisantes et sa solitude dépressive.

... ainsi le pire
était donc leur
meilleur possible.
Et si le pire engendrait le meilleur ?
Voire engendrait le père ? :

Le père-courage

La mère morte très jeune encore, ce père avait dû élever seul sa fille, encore toute petite. Il semble l'avoir fait, et bien fait, à les voir tous deux assis de l'autre côté de mon bureau : elle une jeune fille parfaitement épanouie de seize ans, lui un homme adulte de quarante-cinq. Il l'a bien élevée ; elle a fait de bonnes études scolaires, et fera brillamment des études de gestion. Encore jeune, elle est devenue championne de tennis, et lui tout naturellement son « coach ». Pourtant, ils ont en face de moi, une complicité suspecte, une vraie connivence de couple. C'est d'ailleurs même un vrai couple. Ils l'ont été de fait et de force, à vivre ensemble pendant toutes ces années, à partager l'absence et le manque de la mère, l'éducation monoparentale d'une enfant, sa croissance et ses soucis scolaires comme de santé d'enfant, son développement pubère de fillette, son adolescence féminine sans référence maternelle. Je pense bien sûr à de l'incestueux, ou bien plutôt à de l'incestuel face à ce couple si « conjugal », et me demande s'il faut blâmer ce père, ou au contraire le louer de n'avoir pas infligé à sa fille, pour sa propre commodité et décharge, une jeune belle-mère impatiente, intolérante, ou jalouse. Et pourtant… pourtant, ils sont là tous les deux ; ils ont l'air bien et sains tous les deux, et sauront peut-être lentement et sainement s'éloigner l'un de l'autre pour s'ouvrir à l'altérité. Je revois le père quelques cinq, sept ans plus tard. J'interroge discrètement : il s'est remarié il y a peu, et son couple va bien. Et sa fille ? Elle a un très bon poste en Ressources Humaines dans une grosse boîte, et est mariée ; le couple va bien aussi, et attend maintenant un bébé. Elle joue toujours, de temps en temps au tennis, mais plus jamais en compétition à cause du manque de temps dans ce poste de responsabilité de cette grosse entreprise. Que faut-il penser ? Faut-il même penser ? Et de quel droit ? Et de quelle place ? La seule chose qui paraisse, qu'on puisse s'autoriser à dire, c'est qu'il y aura eu de l'amour, probablement beaucoup d'amour, de la stabilité et de l'harmonie…

... et il peut y avoir
tellement d'amour
derrière
tant de laideur :

Un enfant sans Occupation

Il était là dans mon bureau, face à moi, jovial, décontracté. Il ne devait pas avoir eu grand-chose d'important, et je devais avoir du temps, car nous parlions tranquillement. Il m'évoquait par coq-à-l'âne, sa vie de retraité prospère : un commerce qui avait été florissant, une femme restée appétissante et aimante, un fils débordé et riche puisque brillant avocat d'affaires aux USA, un autre bien placé dans la banque, une fille bien mariée à un notaire, une maison de campagne agréable pas loin de Paris, un très bel appartement en face de mon cabinet... D'origine juive – « Mais pas du tout pratiquant, docteur ! ... » -, il me dit sa gêne, sa honte même, à entendre ses coreligionnaires parler de la guerre, des rafles, de la déportation, des camps d'extermination, de la survie cachée, menacée et affamée dans Paris occupé, toujours à la merci d'une perquisition, d'une dénonciation à la Gestapo, à la Police de Vichy. Lui, pourtant en âge de se rappeler l'Occupation, sa précarité et ses rationnements, n'a curieusement que de bons souvenirs de la guerre. Oh bien sûr, il a vu son père partir sur la ligne Maginot faire cette drôle de guerre, mais il n'avait finalement pas trop souffert de l'absence de ce père un peu trop autoritaire, et toujours au travail. Et puis surtout, il était ainsi resté auprès de sa mère bien-aimée, avec son frère un peu plus jeune que lui. « Maman était une merveilleuse mère, docteur, aimante, toujours attentive, toujours disponible. Et nous étions tellement gâtés, docteur. J'en ai un peu honte, mais je ne me souviens d'aucune privation, d'aucune inquiétude, d'aucune angoisse. Mieux, dans mon souvenir, il faisait toujours beau à Paris. Et comme ensuite nous avons été envoyés à la campagne chez d'adorables paysans, que nous appelions pépé et mémé, je n'ai finalement de souvenirs de ces temps, que lumineux ». « Vous avez été envoyés à la campagne ? ». « Oui. Un jour, nous avons été arrêtés par des Agents de Police ; je me demandais bien un peu pourquoi d'ailleurs, puisque nous n'avions pas fait de bêtise. En plus, ils n'étaient pas méchants, et maman nous avait toujours dit de faire confiance aux Agents de Police, qu'ils étaient gentils, et nous protégeaient des voleurs. Même que si on se perdait un jour dans la ville, il ne fallait pas avoir peur, pas pleurer ; qu'il suffisait de trouver un Agent de Police pour qu'il nous ramène chez nous. On nous a emmené au commissariat, et là, nous avons attendu, attendu, attendu ; c'était très long, et comme mon frère et moi, nous n'avions pas eu notre quat' heures, un agent nous a donné des bonbons, je me souviens, pas aussi bons que ceux que maman nous achetait, mais quand même bons ». C'est incroyable : il est là, devant mon bureau, en cette fin de vingtième siècle qui en aura vu de drôles, et il a… cinq, sept ans… Il me parle de la guerre, du Paris de l'Occupation nazie, mais c'est sa guerre à lui : cette prison fut pour lui un royaume enchanté. « Ça faisait longtemps qu'on attendait dans la salle en bas du commissariat, avec d'autres gens avec des étoiles jaunes sur leur veste, pas très propres, et maman ne leur parlait pas ; d'ailleurs personne ne parlait, et les autres regardaient plutôt par terre. Il était tard, et nous étions très fatigués. Soudain maman s'est levée et a dit : « Bon, ça fait trop longtemps qu'on attend ! Ne bougez pas d'ici, les enfants, je vais chercher les papiers et je reviens ». « Ma mère était une très belle femme, docteur, très élégante, très chic, toujours très soignée. Elle s'est levée, et est allée exiger du policier qui gardait la porte de la pièce où tous les porteurs d'étoile jaune étaient retenus, qu'on la mène au commissaire ». « Le garde a souri d'un drôle d'air, précise le patient, a hésité, puis a précédé maman… ». Ses yeux souriants sont embués d'émotion : est-ce la narration qui lui fait revivre ces moments lumineux où sa mère était encore jeune et belle ? Toujours vivante ? Est-ce le fait de revoir sa mère, et de n'avoir plus jamais revu son père ? Serait-ce même la honte d'avoir oublié ce père ? Et dans mon esprit se superposent à ses mots, les images terribles des archives de l'Occupation, du Vel d'Hiv', de tous les films et surtout des livres qui auront dessiné, gravé mes propres images. « Nous avons encore attendu longtemps, longtemps. Nous étions un peu inquiets mon frère et moi, serrés l'un contre l'autre, parmi ces gens mal habillés et qui sentaient mauvais. Soudain, maman est revenue, enjouée, presque guillerette, le gardien de la paix, goguenard, juste derrière elle ». Les associations fusent dans mon esprit, se télescopent, et je pressens, je crains, je sais le pire. Il sourit toujours. « Ça y est les enfants, j'ai les papiers, on peut partir ! Elle s'est rapidement retournée pour gagner la sortie, sans même attendre que nous dépliions nos jambes engourdies, et lui prenions la main comme d'habitude. Elle ne nous a même pas demandé, comme à l'accoutumée, de dire au revoir aux gens, et à l'Agent de Police qui avait été si gentil. Pourtant, en cas d'oubli, ordinairement, on se faisait gronder ». Il sourit toujours, tout à son souvenir. J'ai la gorge sèche ; je garde le silence. Plus de soixante ans plus tard, ayant de loin dépassé l'âge de sa mère restée toujours jeune, belle et si déterminée, prête à tout, il ne sait toujours pas, il ne veut toujours pas savoir ?

Résilience ? Ou bien au contraire, sait-il maintenant trop bien ce qui a dû se passer dans ce sombre commissariat de la collaboration, pour racheter leur liberté, et se raconte-t-il, raconte-t-il à qui veut bien y croire, à qui veut bien en être complice, cette légende dorée ? « Très peu de jours après, maman nous a envoyés en train dans le Sud de la France, et nous avons vécu chez pépé et mémé parmi tous les animaux de leur ferme ensoleillée ». Aujourd'hui en écrivant, je ne me souviens même plus, si la guerre finie, les deux enfants auront revu leur mère. Moi aussi, j'ai oublié… … préféré oublier !?…

... tellement de soleil donc, sur
tant de boue, et
tellement de tendresse dans
tant de malheurs :

« Que vienne la nuit... »

Lorsque j'arrivai ce matin-là auprès des lits dont j'avais la charge comme interne en neurologie, je trouvai un nouveau patient, hospitalisé dans la nuit pour crise d'épilepsie. Le diagnostic étiologique était déjà fait : un glioblastome, une tumeur encéphalique maligne déjà très évoluée, redoutable dans ces maintenant lointaines années soixante-dix, et de surcroît, placé dans une région qui le rendait inopérable. Le patient, directeur dans une maison d'édition parisienne bien en vue sur la rive gauche, ne manquant ni de moyens financiers ni de relations mondaines, avait rapidement fait à grands frais tous ses examens à l'Hôpital Américain, qui n'était accessible à cette époque-là qu'aux plus fortunés et aux mieux introduits. Le diagnostic de tumeur maligne inopérable et déjà compressive fait, le patient, son dossier pléthorique sous le bras, était rentré chez lui, où il avait fait cette grave crise d'épilepsie qui témoignait donc d'une compression cérébrale très menaçante. Voilà donc cet intellectuel très germanopratin, échoué dans la cour des miracles de la salle commune de cinquante lits d'un hôpital parisien aux hautes voûtes médiévales. Et qui plus est, dans les lits d'un interne banlieusard, n'ayant à contre-courant de la Victoire enchantée, que fraîchement passé la barrière ouverte une fois l'an sur le terrain vague de la fête de l'Huma. La rencontre entre ces deux personnalités si opposées, aurait dû être impossible. Pourtant, je ressentis d'emblée beaucoup d'empathie, de sympathie et de curiosité pour cet homme de culture et de classe, qui roulait de gauche à droite en geignant, sa tête douloureuse sur le traversin rêche de l'AP. En guise de traitement, je ne pouvais que lui prescrire des doses massives d'antalgiques et de corticoïdes, qui le firent bientôt grotesquement gonfler sous les yeux des proches qui venaient le visiter. Une femme très belle et très bien mise, à l'allure sophistiquée et snob de Barbara, venait à l'heure des visites, se mêler invraisemblablement au flot populaire des visiteurs, pour s'incliner sur sa couche, dans la promiscuité des autres lits de misère. Cette figure de mode entièrement lookée rue de Sèvres, haut perchée sur ses escarpins de vamp, m'éblouissait ; et cette scène incongrue dans cette salle commune presque moyenâgeuse, me fascinait. Elle, ne me voyait pas. Moi, j'y voyais là, la très compréhensible défiance sociale des nantis de toujours, pour la valetaille. Dans le même temps, mon premier fils venait de naître.

J'avais été submergé de bonheur par la vague émouvante et inattendue de la paternité ; exalté, j'en parlais sans cesse, partout autour de moi dans le service. Un après-midi de contre-visite où je m'attardais une fois de plus dans la salle pour tenter d'y résoudre quelque problème, je vis la haute silhouette dans sa « robe de cuir comme un fuseau, tanguer vers le port » du malheureux naufragé échoué dans ma travée. Je ne crus d'abord pas qu'elle se dirigeait vers moi, mais l'insistance de sa lente et élégante oscillation me désignait comme destination. Je pressentis alors quelque récrimination, réclamation ou revendication, bien imaginables chez ces gens d'un autre monde, clients de l'Hôpital Américain exilés dans ce lazaret. Intimidé je baissai la tête et continuai ma tâche. Je perçus l'élégante silhouette s'immobiliser à quelque distance, et attendre avec une déférence que je ne soupçonnais pas. Le temps passa un peu, puis il fallut bien que j'aille au-devant du probable conflit. Je relevai la tête, et avançai vers la femme déhanchée, immobile, altière. Approchant, à l'encontre de mes suppositions, je détaillais un beau visage, en fait peu maquillé, et du rimmel qui avait coulé. L'épouse plus jeune de deux décennies ? La maîtresse ? La secrétaire ? Elle prit la parole la première : « Bonjour. Votre patient, Mr S., a entendu que vous veniez tout récemment de devenir père d'un petit garçon. Il a tenu à vous offrir ce petit cadeau pour lui ». Elle me tendit une jolie boîte dans laquelle souriait, allongé lui aussi, un très bel ours en peluche. J'étais confus, ému. Surpris, je n'ai peut-être même pas su remercier la belle éprouvée, qui était déjà repartie vers le lit de son proche, hospitalisé. Hésitant encore, je laissai toutefois la gracieuse silhouette se pencher à nouveau sur Mr S. Le soir, je racontai l'anecdote à mon épouse et donnai le nounours à mon fils. Très naturellement, on le nomma « S. », plus exactement « Le S. ». Il ne fut pas l'objet transitionnel de mon fils aîné, ni non plus celui de mon deuxième fils quand celui-ci naquit, mais il est toujours resté comme témoin, protagoniste de leurs jeux, ou gardien paisible de leurs nuits, et il a conservé son nom : « Le S. ». Un nom qu'il retrouve, toujours inchangé, lorsque quarante ans plus tard, il reprend du service auprès de mes deux petites filles, lorsque nous avons le bonheur de les garder chez nous, et que l'on sort pour elles les jouets et les peluches. D'une sérénité et d'une fidélité indéfectibles, « Le S. » demeure donc aujourd'hui encore, non seulement le marchand de sable des nuits sans nuages, mais aussi le gardien d'une part belle, très belle, de la mémoire de Mr S., évoqué dans ces quelques lignes, et que je n'avais peut-être, « en ces temps déraisonnables », même pas su convenablement remercier.

… il est donc ainsi
des ours qui veillent pour nous sur
la mémoire de ceux qu'on ne saurait oublier,
indifférents aux malheurs, aux désirs et aux humeurs des hommes
qui s'agitent à leurs côtés :

Sentir… Ressentir…

Il sentait terriblement mauvais ; il empestait la salle d'attente, et je réprimais difficilement des haut-le-cœur lorsqu'il passait la double-porte ouvrant sur mon bureau. Il n'avait pourtant ni l'allure ni la mise d'un clochard : il était habillé de vieux vêtements démodés, immuablement portés, et qui n'étaient à l'évidence jamais lavés ni confiés au teinturier. Il portait toujours les mêmes, quelles que soient les saisons et la météo, et l'on discernait bien que la chemise était engluée des sueurs de plusieurs étés, sans pour autant lui donner l'aspect des hardes des malheureux sans-abris vagabondant de trottoirs en caniveaux. Il provenait de la patientèle d'un médecin du quartier ayant pris sa retraite du jour au lendemain, quasiment sans prévenir, et sans trouver de successeur. Il racontait une histoire clinique embrouillée, avec des termes et des expressions alambiqués, provenant directement d'un langage officiel et administratif, totalement incongrus, et qui rendaient volontiers incompréhensible la description des symptômes de son quotidien. Il était en arrêt de travail depuis de nombreux mois : depuis un vertige douteux survenu après un prétendu traumatisme crânien, et l'on percevait bien dès l'interrogatoire, que les nombreux protagonistes, spécialistes consultés, médecin du travail, médecin-conseil de la Sécurité Sociale et autres, s'étaient surtout empressés de se débarrasser hâtivement de ce cas inextricable à l'envahissante et tenace odeur… Je ne faisais pas mieux moi-même, et essayais de rédiger le plus rapidement possible la prolongation d'arrêt de travail après un bref simulacre d'examen clinique en apnée, puis me ruait désespérément sur les fenêtres de mon cabinet et les désodorisants. Pourtant, à l'évidence il restait à chaque consultation plus longtemps qu'il n'aurait fallu, et je me surprenais moi-même à poser des questions sur sa vie, son environnement professionnel, son domicile. Il faisait un travail de contrôle sur dossiers au Ministère des Finances, dans un bureau sans collègue... Il avait pour supérieure depuis quelque temps une jeune femme plus diplômée que lui, car il avait toutefois fait quelques études après le Bac, très belle et très sérieuse, dont il était rapidement devenu amoureux. Il ressentait bien qu'elle-même n'était pas insensible à son charme ensorcelant : sa manière de l'éviter le plus souvent, de ne lui parler qu'en présence de témoins et à distance multi-métrique, de ne répondre que trop superficiellement à ses saluts avant de rapidement s'esquiver, prouvaient à l'envi que la jeune directrice, fidèle à sa position hiérarchique et à sa vie d'épouse et de mère, luttait secrètement pour ne pas succomber à son magnétisme réservé mais pourtant irrésistible !!!... De son côté, l'honneur et le respect lui commanderaient de taire à jamais sa flamme étouffée dans l'œuf... Je restais perplexe : son cas m'intriguait, et je ressentais de plus en plus une certaine empathie qui me surprenait un peu. Il racontait aussi une vie d'enfant unique et sans père. Couvé par sa mère, resté célibataire, il n'avait pas quitté le petit deux-pièces sombre à la mort de celle-ci. Il avouait aussi un penchant pour l'alcool qu'il avait longtemps partagé avec sa mère, et auquel il succombait rituellement chaque soir, presque plus par fidélité filiale ou étrange devoir de mémoire, que par véritable addiction. J'imaginais les pièces tristes et inchangées depuis la disparition de la mère, la poussière et l'ennui accumulés, des reliefs venus du dehors et jamais descendus aux poubelles, encombrant peut-être les couloirs et les recoins, dans une ébauche de syndrome de Diogène. Concomitamment, je ne supportais plus de lui prolonger cet invraisemblable arrêt, et le renvoyai au travail plusieurs fois ; il rechuta tout autant de fois de ces pseudo-vertiges, et d'une immense asthénie, que corroboraient bien entendu les inaptitudes temporaires délivrées par le médecin du travail ou par le service administratif, probablement surtout pressés eux-mêmes, de faire disparaitre l'odeur... Et je devais le renvoyer à nouveau au travail, persuadé que s'il y avait un quelconque espoir de socialisation et une échappatoire à la sinistrose et la clochardisation accumulatrice, ce serait par la fréquentation du seul extérieur qu'il connaissait et qui le motivait : son travail dirigé par cette appétissante directrice. Le manège dura quelque temps encore, puis il finit, pathétique, par m'avouer que voir sa responsable sans espoir, était devenu pour lui trop douloureux. Il dut percevoir que je le comprenais vraiment, et il m'échappa que la vie et l'histoire faisaient ainsi tenir aux hommes des attitudes et des comportements, dont ils ignoraient souvent l'origine, et toujours l'issue. J'avais lâché cette remarque spontanément, intuitivement, sans la préparer le moins du monde. Je le vis s'éclairer, se ranimer, et d'une manière émouvante et infantile, il me demanda comment on faisait pour intéresser, attirer, peut-être séduire, à moi qui étais pour lui un supposé-savoir omniscient ! Surpris et touché, je m'étonnai de lui répondre qu'on essayait déjà de s'aimer suffisamment soi-même pour être apprécié d'autrui ; de se montrer sous son meilleur jour, en arrangeant sa mise, en changeant de vêtements, et se parfumant discrètement. Il sourit tristement : « Ah bon ? Ne me dites quand même pas que je sens mauvais ? ». « Hélas, si, quand même souvent beaucoup… Oui, vraiment beaucoup… Enormément ». « Ah bon ? Ça alors ! ». « Vous savez, on ne sent soi-même pas sa propre odeur… ». « Mais comment faire ? ». « En changeant de linge de corps, chaque jour, et en le lavant ! En prenant une douche tous les jours ». « Tous les jours ? mais ma baignoire est cassée ». « Appelez un plombier ». « Ah oui… ». Il revint la consultation suivante, parfumé, trop même, coiffé soigneusement, vêtu de nouveaux vêtements, un peu ridicules, mais neufs. J'étais sincèrement ému, et le félicitai pour son allure. Je ne sais comment tout cela évolua ou combien de temps cela dura, car je pris également ma retraite à cette époque-là. Mais je pris toutefois bien soin d'en avertir et d'y préparer l'homme qui ne sentait, et peut-être ne *se* sentait déjà plus si mauvais…

… les grandes institutions abritent ainsi d'étranges personnages :

Le bibliothécaire

J'ai eu à m'occuper de lui parce que je prenais soin d'elle. Elle présentait une hémiplégie droite survenue par rupture d'anévrysme cérébral, alors qu'elle était seulement dans la cinquantaine. Elle n'avait jamais récupéré, et présentait donc, outre la paralysie et les rétractions, également une aphasie handicapante pour la communication avec autrui, du fait de la dysphasie et des paraphasies. Je la connaissais comme cela depuis des années, lorsqu'elle vint un jour au cabinet accompagné de son compagnon. Dans sa famille, on m'avait de temps à autre, parlé de lui avec réprobation : un prisonnier condamné à une longue peine d'incarcération, qu'elle n'avait pourtant jamais cessé de fréquenter. J'avais imaginé un rustique taulard au rude parler d'apache. C'est un petit homme replet, souriant et à la voix douce, mesurée, presque féminine, qui se tenait face à moi. Plus tard, il m'expliquera avec un sourire un peu triste ou nostalgique, qu'il avait dû purger une longue peine d'emprisonnement pour meurtre. Il avait beaucoup souffert de la promiscuité permanente de sa première incarcération, mais il avait sur sa demande, je ne sais plus comment, été incarcéré dans une maison d'arrêt beaucoup moins surchargée, où les conditions de vie étaient très acceptables, où il avait eu d'excellentes relations avec les gardiens, et même le directeur. Il y avait créé, entretenu et approvisionné par je ne sais trop quel biais, une bibliothèque, où, détenus comme employés se fournissaient. Heureux de tenir cette bibliothèque, il avait benoîtement régné sur ce monde d'histoires et de personnages, sagement rangés en rayons, et n'avait presque plus souffert de l'enfermement. Il s'était même essayé à l'écriture de mémoires, mais sans conviction et bien trop laborieusement. Alors, grâce à l'aide et l'intervention de l'administration, il avait créé un petit atelier d'écriture et fait venir de l'extérieur un animateur qui le dirigeait régulièrement. Mais il avouait n'avoir pas été très doué pour la rédaction, et s'être surtout plu dans la gestion de cette bibliothèque, dont il était le gardien attentif, et pour laquelle l'administration pénitentiaire lui avait donné toute liberté. En fait, aux côtés de sa compagne au corps spastiquement rétracté sur sa paralysie, et à la voix et à la diction ridiculisées par l'aphasie, il susurra qu'il n'avait jamais été heureux et libre que dans sa bibliothèque…

... et si le corps maltraité par la maladie
se fait geôle,
où l'âme s'enfuit-elle, se réfugie-t-elle,
quand il est
torturé ? :

« Le Devoir de violence »

Deux hommes de couleur que je ne connais pas arrivent ensemble pour une consultation. L'un traduit l'autre. L'interprète traduit que le patient vient pour obtenir un certificat descriptif détaillé des séquelles des tortures qu'il a subies, dans le but d'obtenir quelque reconnaissance d'asile politique, ou de pension, ou d'invalidité. Le patient commence à égrener la longue liste des sévices qu'il a endurés, précisant vaguement leur date et beaucoup mieux leur contexte, et exhibant leurs séquelles visibles, afin de me permettre de rédiger ce certificat. Les lésions sont massives : fracture des deux os de l'avant-bras ressoudés par un cal vicieux exubérant, et au prix d'une déviation d'une bonne quinzaine de degrés ; nombreuses balafres de flagellation ; ostéomes cicatriciels, séquelles de fractures consolidées, du crâne et de nombreux articles ; cicatrices multiples ; etc. L'examen m'est très désagréable, et l'évocation foisonnante des sévices, extrêmement pénible. Pourtant, les deux hommes sont détendus, sourient volontiers, et parfois éclatent franchement de rire lors de l'énonciation d'une torture. Je suis étonné, vu la gravité du sujet… Au cours de l'interrogatoire, par recoupements, je prends bientôt conscience que ces deux hommes qui parlent la même langue et sont citoyens du même pays, appartiennent, en fait, à deux ethnies traditionnellement ennemies, et je comprends alors brutalement dans le rire du traducteur, que c'est bien sa propre ethnie, qui a torturé si sauvagement le patient. Je suis estomaqué, car les deux hommes continuent de rire ensemble, complices au moins dans l'exhibition des cicatrices et l'évocation des circonstances. Sidéré, je continue l'interrogatoire et l'examen, que je termine quelque temps plus tard, moi aussi, totalement rompu par tant de folie…

... passé l'horreur, on peut ainsi trouver
dans l'exil,
complicité et connivence.
Ou bien est-ce l'ignominie partagée qui suscite un
lien indéfectible ? :

La contagion

Je venais d'ouvrir mon cabinet depuis peu, et je reçus bientôt de plus en plus de victimes des dictatures militaires du Chili et d'Argentine. Ces gens venaient consulter pour obtenir un certificat descriptif détaillé des lésions séquellaires des sévices et tortures qu'ils avaient subis, en vue de l'obtention d'un statut de réfugié politique ou de quelques autres aides sociales ou humanitaires. Recevoir ces patients était extrêmement éprouvant : entendre l'interminable litanie des tortures endurées, entendre les détails des horreurs subies par des corps humains infligées par d'autres humains, les entendre souvent énoncées par un tiers faisant office de traducteur, et donc extérieur au colloque singulier qui aurait pu permettre de donner libre cours à l'empathie, était épuisant, et très éloigné de la médecine de soin que j'avais apprise et expérimentée. Le contenu des récits de ces exactions était d'autant plus intolérable, qu'il était souvent débité froidement par la victime, qui avait sans doute due se distancier de son propre corps supplicié pour survivre à la douleur, à l'humiliation, à la négation d'humanité, qui étaient en grande partie la finalité de ces tortures. Les victimes revivaient souvent sans affect apparent ces sévices, sans doute pour tenter de mieux les abréagir, et parce que l'inventivité infernale des tortionnaires renvoyait à la multiplicité des perversions que n'importe quel humain, tout humain peut-être, peut abriter, secréter. Quant à l'examen clinique qui serait à l'origine de la description des lésions séquellaires, destiné à la rédaction du certificat, c'était également une épreuve pénible, non seulement à cause de la confrontation aux chairs horriblement maltraitées, mais aussi à cause d'une sorte de culpabilité, à opposer à ces corps martyrisés, un corps neutre, jeune et sain, mis malgré lui en situation de voyeur. Parmi toutes ces chairs meurtries, je me souviens… je me souviens… je me souviens, et ne veux pas décrire ni écrire les blessures épouvantables dues à la brutalité et la bestialité monstrueuses qu'auront subies ces hommes et ces femmes. Ces blessures leur appartiennent, ont défait ce qu'ils étaient, et fait ce qu'ils sont devenus, ce que nous sommes devenus, ce que je suis malgré moi, devenu. La torture est déshumanisante et effroyablement contagieuse, qu'on l'inflige, qu'on la subisse, qu'on en soit témoin ou dépositaire…

... et, avec notre inconsciente complicité,
d'outre-tombe,
les morts eux- mêmes peuvent continuer de
nous persécuter :

Don Juan d'outre-tombe

Se prétendant, se sachant, se clamant surtout, victime de la prestance bravache de son général de père trop peu aimant, trop peu présent, toujours trop violent et bientôt Premier Ministre, le fils, dès qu'il l'avait pu, avait fui la grande falaise ocre pour gagner la France, adopter sa démocratie et épouser comme son père une aristocratique formation en la prestigieuse Ecole Saint Cyr. Il n'y avait trouvé que porte close depuis l'Indépendance de son pays, amnésie d'un passé violemment colonialiste, et défiance d'un népotisme fleurant trop bon la Troisième République. Il s'était bien gardé alors d'insister, et avait entamé de paresseuses études de droit en faculté. Sa belle allure exotique et son assurance aristocratique avait tôt séduit une blanche colombe, étudiant dans le même amphi. Le couple allait bon train au rythme nonchalant d'études mollassonnes. Malade, le Premier Ministre déchu fut rapatrié en France, où il mourut quelque temps plus tard. Le brillant étudiant dut alors accompagner, bon gré mal gré, la dépouille de son père au pays brûlant. Il me consulte au retour des funérailles de son père. Il a eu beaucoup de mal à supporter les nombreuses cérémonies d'obsèques, où il se devait d'occuper la place du fils dans un socius qui pourtant le négligeait ou l'ignorait, peut-être pour être parti vivre en France, peut-être pour n'avoir pas pu suivre la voie royale et saint-cyrienne du père, peut-être pour avoir oublié cette terre de misère écrasée de soleil et laminée par l'Harmattan, peut-être pour s'être trop, ou trop mal blanchi dans les stucs de la faculté germanopratine. Quoiqu'il en soit, il se sent de plus en plus mal lors des multiples célébrations funéraires : un malaise est tapi là, une sensation vertigineuse guette, l'évanouissement le menace constamment. Vient enfin l'enterrement à proprement parler, où le corps est déposé dans la nécropole lignagère à l'intérieur du grand tombeau de la tribu, gardé par les impressionnantes effigies de bois, ravinées par les sables et les soleils incandescents. L'interminable cérémonie de déposition du corps enfin achevée, il reste seul dans la nécropole, délaissé par la foule qui reflue. Sa famille emportée par le jusant des invités, maintenant l'ignore, l'oublie, l'abandonne. Nauséeux, fiévreux, il observe l'entrée du mausolée tutélaire de ses ancêtres. Un vertige s'empare de lui : l'implacable chaleur sans doute dans ce mirage flou, vibrant et dépourvu d'arbre… Et toute proche, l'ombre attirante et propice de la sépulture s'enfonçant dans la falaise... Le regard trouble, l'esprit égaré, il s'approche, cherchant l'ombre et la fraicheur ; il entre. Autre Orphée en quête mélancolique d'un autre amour toujours refusé, il apostrophe ce père à tout jamais absent, l'appelle, le supplie, l'invective, le provoque, l'insulte. La moiteur sépulcrale, seule, se tait, et bientôt l'étouffe. Au bord de l'asphyxie et de la perte de connaissance, devant le mutisme de ces morts qui l'ignorent, il se débat dans une transe primitive contre des visions anciennes de sévices, et se laisse submerger par une sauvagerie qu'il déchaîne contre d'antiques objets rituels. A demi-dénudé, couvert de sueur, il ne reprend connaissance qu'à la nuit tombée, les vêtements froissés et souillés de terre ocre. Bientôt, une forte douleur, incongrue et pourtant familière, mais démesurée, s'impose à sa conscience : c'est une surprenante et monstrueuse érection ! Il s'en étonne d'abord, avant d'en mieux éprouver l'inquiétante douleur. De retour en ville et ayant quitté ses oripeaux de dément halluciné, il court consulter dans la panique et la souffrance : on fait le diagnostic d'un redoutable et tenace priapisme. Les médecins locaux se révèleront totalement inefficaces avec quelques anti-inflammatoires et antalgiques, et il revient après quelques jours insoutenables en France. Après plusieurs jours de ce priapisme insupportable et rebelle, le traitement médicamenteux s'avère totalement dépassé, et seule une chirurgie déjà trop tardive de décompression est tentée, qui lui laissera de douloureuses déformations nodulaires du pénis, et une impuissance totale. Désormais, il traînera sa folie de consultation urologique en consultation psychiatrique, roulant des yeux fous, vivotant d'une vague invalidité, charriant sa femme derrière lui, et réclamant aux chirurgiens et aux guérisseurs de toutes sortes, et surtout aux plus charlatans, de soulager ses douleurs, de restaurer sa virilité, pour lui autoriser une paternité qu'il revendique, et que la médecine d'alors ne put jamais lui offrir. Réprouvé, il passera ainsi des années obsédantes, quérulentes et revendicatrices dans l'impuissance d'être ce qu'il n'avait jamais pu être que fugitivement : un rebelle prométhéen et vengeur, qui avait osé se dresser contre la statue du commandeur, et, puni, était revenu castré du séjour des morts.

... il en est ainsi qui perdent leurs organes, et
gâtent leur vie à défier le père ;
et d'autres qui les lui offrent en le déifiant :

Vidée

Tout jeune installé, j'ai connu une patiente qui m'embarrassait beaucoup. Elle avait déjà une soixante d'années, était très agréable et très vive, drôle, enjouée et toujours souriante. Elle était assez grande pour une femme de cette époque, mais frappait par sa maigreur. Oh, ce n'était pas l'impressionnante maigreur pathologique des anorexies mentales ; elle était maigre et vive, c'est tout. En fait, ce qui me frappait, c'est que je me demandais presque comment elle pouvait être si vive et si tonique, avec si peu de viande sur les os !... Son interrogatoire l'expliquerait bientôt : elle avait subi de nombreuses interventions chirurgicales. Ça avait commencé par une banale appendicectomie qui avait été miraculeusement opérée à temps, selon le très perspicace et très habile chirurgien lui-même... Un chirurgien qui, à entendre la patiente, était plein d'humour, très grand, très beau et très sympathique avec ses patientes, en tout cas avec elle, qu'il tutoyait avec aisance et qu'il ne se gênait pour entourer de son bras protecteur. Elle adorait sa bonhommie ; elle adorait surtout le bonhomme. Elle adorait son pouvoir sur son corps, elle adorait lui abandonner son corps en tout bien tout honneur, elle adorait l'homme. J'étais gêné d'entendre cet amour même pas dissimulé parce qu'il ne se savait pas, et gêné par l'attitude du confrère qui semblait non plus, ne pas se gêner du tout, lui. D'autant que dans les suites de cette appendicectomie sans histoire, des douleurs digestives et des troubles du transit s'étaient installés, qui lui firent bientôt poser le diagnostic d'épisodes subocclusifs à répétition sur bride… Et la voilà, de nouveau opérée pour réséquer les brides et quelques dizaines de centimètres de grêle au passage. Mais pourquoi en rester là, quand sur des dyspepsies, on diagnostique bientôt des lithiases vésiculaires : aussitôt diagnostiquées, aussitôt opérée ! La voilà maintenant cholécystectomisée de frais. Quelques infections urinaires plus loin, le bilan identifie de banals kystes rénaux : le chirurgien peut vous arranger ça par une petite néphrectomie partielle de rien du tout... Aaaah, mais voilà que la ménopause aidant, des métrorragies et des pesanteurs pelviennes font diagnostiquer un petit fibrome utérin. Inutile d'attendre qu'il grossisse : hystérectomie ! C'est si loin que je ne me souviens plus ce qui a justifié une splénectomie, mais en tout cas, elle a eu beaucoup de chance que son chirurgien accepte de lui faire l'ablation de la rate ! Qu'est-ce qui reste ? Cherchons bien !

Mais, oui, cette petite boule dans le sein, purement fibrosique, mais on ne sait jamais, « Vous avez raison, docteur, soyons prudents ! ». Et voilà une petite tumorectomie « d'un morceau de sein qui au moins n'aura plus l'outrecuidance de vous fabriquer un cancer ! Ne me remerciez pas, c'est tout naturel, et quand on peut faire plaisir… ». D'ailleurs, cette maigreur…, pourquoi l'imputer à la résection du grêle, quand on a ces petites images nodulaires de la thyroïde ? « Ne me laissez pas ça, docteur, je ne serais pas tranquille ! ». « Bon, si vous insistez… Y'en a un p'tit peu plus... J'vous l'retire quand même ? Et hop, la p'tite dame ! Merci, c'est moi ! ». Honnêtement, je suis presque certain, qu'il aura encore réussi à lui faire une gastrectomie partielle avec vagotomie, puisque les dyspepsies avaient persisté au-delà de l'ablation de la vésicule biliaire ; une bricole... Ah si quand même, il lui a fait aussi l'exérèse d'une lésion suspecte, qui ne l'était finalement pas tant, de la peau. Bon, j'en rajoute peut-être en avançant que je crois me souvenir, qu'il ait également pratiqué une hémicolectomie pour polype colique, mais ce n'est peut-être que médisance de ma part. Ce qui ne l'est pas, c'est que je me souviens que la patiente était revenue me voir, après avoir vue d'abord *son* chirurgien adoré, comme à l'accoutumée, mais cette fois totalement dépitée. Elle lui avait proposé je ne sais plus quel nouveau symptôme abdominal. Mais le bel opérateur avait vieilli, comme elle, et n'était plus aussi fringant, ou prenait déjà sa retraite, ou avait terminé les travaux de sa maison de campagne, et lui avait dit, tout penaud : « Mais qu'est-ce que vous voulez que je vous opère ? je vous ai déjà tout retiré… ». Et elle était maintenant, là, face à moi, toute déconfite : elle avait perdu tous ses organes, perdu son chirurgien, et perdait maintenant le moral et sa joie de vivre à se faire débiter par lui. Très peu d'années de dépression plus tard, elle entrerait dans la démence, la vraie, celle qui est flagrante, celle qui est répertoriée, nosographiée, celle de la tête, pas du cœur : celle de l'Alzheimer.

... il est donc ainsi
des organes qu'on offre au plus opérant,
et des organes qu'on perd, qu'on regagne et
qui nous perdent :

Le cœur des hommes

Je l'avais connu cadre performant d'une grosse entreprise d'industrie tertiaire, très dynamique en effet, très sportif : plusieurs sports, intensément ; course à pied, plusieurs fois par semaine ; marathon, une fois l'an. Mais il était tourmenté, par son poste de responsabilités, et par son couple, qui n'allait plus bien. Alors, il courait encore un peu plus, un peu plus vite, un peu plus loin, pour éviter de se l'avouer, et de se confronter à la question. Et je le voyais de temps en temps, stressé, somatisant un peu, beaucoup, éperdument, pas encore à la folie… C'est d'abord l'accident qui lui est tombé brutalement dessus, grave, gravissime, …mortel ! En effet, je ne le voyais plus depuis quelque temps, lorsque son épouse est venue me consulter, défaite : son mari avait fait un catastrophique accident cardiaque ; peut-être un infarctus du myocarde sur cardiomyopathie obstructive, je n'ai jamais su, ou bien j'ai oublié. Il avait été ranimé de justesse dans un état critique, et très peu de jours ou semaines plus tard, il avait fallu faire une transplantation cardiaque d'urgence et de dernier recours. L'épouse, culpabilisant, était effondrée : le couple allait mal, ils étaient en instance de divorce, et le mari était déjà parti du domicile conjugal lorsque c'était arrivé ; mais il était encore son mari, et elle se sentait toutefois responsable. A cette époque lointaine, il y a plus de quarante ans, la transplantation restait un acte très risqué : par la chirurgie, par la lourde et ultra-technique réanimation peropératoire puis post-opératoire, et surtout par les suites, où les traitements immunosuppresseurs étaient encore imparfaits, hasardeux, complexes, avec nombre de molécules et de protocoles encore en expérimentation. Je pense que c'est pour cela que, pris lourdement en charge par ces domaines ultraspécialisés, je ne le vis plus pendant un ou deux ans. Il reparut enfin après ce laps de temps. C'était un homme amaigri, affaibli, vieilli, qui me parlait là dans un souffle entrecoupé de pauses. Néanmoins, il semblait avoir un certain « moral », et je ne le trouvai pas du tout défaitiste. Il y a plus de quarante ans, donc, ces transplantations étaient exceptionnelles, pour lui comme pour moi, et il avait manifestement un besoin impérieux de me raconter son parcours, et surtout de me confier son vécu de cet évènement. L'accident l'avait terrassé dans un moment qu'il nommait de « surmenage ». Il avait fait plusieurs arrêts cardiaques. Il me racontait, revivait les instants de mort imminente, finalement assez paisibles. Mais aussi la violence des réveils sous massage cardiaque, par les défibrillateurs, les bras cathétérisés de nombreuses perfusions, la brûlure des molécules envahissant à toute allure le corps et menaçant de faire éclater la tête ; cette chaleur, cette soif ; les bips obsédants qui emplissent la chambre, l'affolement des soignants lors des innombrables déclenchements d'alarme ; la lumière verte nuit et jour, les bruits incessants de pistons et de membranes ; et puis un jour la grave théorie des blouses blanches apportant la pesante sentence : « de quoi ? de mort ? mais de qui ? la proposition de greffe, des mots qui se bousculent, qu'on entend sans comprendre ; le passage pressé d'un psychiatre, d'une psychologue plus compatissante, et qui ne sait pas quoi dire ; mais pourquoi ? des papiers que l'on signe ; l'ex-épouse masquée, triste et gênée, que l'on revoit ; la fille qui a grandi et qui pleure ; le fils qui fait la gueule, mais pourquoi ? Et puis quelque temps plus tard, très peu de temps ? Ah bon ? vous êtes sûrs ? des semaines, des mois, non ?! ; la ruée des blouses vertes, les gestes rapides, les pas précipités, le chariot qui bringuebale, les portes battantes qui volent, des masques et des charlottes qui se penchent, des cliquetis métalliques, des mots suaves incompréhensibles… … et le cauchemar recommence… … des gants de latex qui font les marionnettes… … la tête lourde ; seulement sommeil, chaleur, sommeil… …comment ça, me réveiller ? qui veut me réveiller ? pourquoi me réveiller ?... … les talons qui font mal… …Greffé ? de quoi ? un nouveau cœur ? ah bon ! mais le mien ? le mien ?... … J'ai été greffé… « On m'a transplanté un nouveau cœur, docteur, le cœur d'un donneur. Le temps post-opératoire est très dur, très éprouvant, mais finalement, curieusement, on se laisse aller ». Il a passé des mois en hospitalisation, plutôt bien soigné, et même choyé, apprécié. Il est finalement devenu la mascotte du service, le chouchou des infirmières, le joujou des désœuvrés : quand on a deux minutes pour souffler, on vient dire deux mots au miraculé. Surtout l'infirmière en chef, qui vient très régulièrement, qui est si gentille, qui est encore si belle et pas si âgée, qui est attachante, et peut-être même déjà attachée… Pendant les nombreuses semaines de convalescence, leur relation perdure, une histoire d'amour s'autorise à éclore, se renforce, se déclare. A sa sortie d'hôpital, encore faible, si faible, c'est directement chez elle, qu'il va se reposer et se retaper… Il a échappé à la mort, un peu, beaucoup. C'est passionnément qu'il voudrait, maintenant, vivre. Et même à la folie, ou pas du tout ! Ce sera la folie. Une idée fixe apparaît, s'installe : d'abord, son cœur ? Qu'est devenu son cœur ? Où est son cœur ? Sa compagne, hospitalière, est bien placée pour le renseigner. Elle lui donnera prudemment, puis complètement les détails. Alors l'obsession se déroute, mais se renforce, et cristallise : « Mais ce cœur, ce cœur qui bat, mon cœur, le cœur du donneur, mon cœur qui cogne si fort en ce moment, on doit bien savoir à qui il est ? Il est jeune, il est vieux ? Il doit bien y avoir des éléments dans le dossier médical ? un minimum de traces, forcément ». Et le voilà qui insiste, qui harcèle sa compagne hospitalière, qui joue de la séduction et du chantage, de la faiblesse et de l'hypochondrie. De guerre lasse, harcelée, l'infirmière-cheffe a recherché des éléments de pistes dans le dossier, les a trouvés, les lui a communiqués. De son côté, il fait très habilement, très obstinément un pointilleux travail d'enquête, dénichant tous azimuts les indices, multipliant les recoupements. Et il identifie enfin le donneur : « c'est… … c'est une femme ?!... Mon cœur est une femme ?!... Mon donneur est une femme… Une femme m'a donné son cœur ?!... Je porte le cœur d'une femme ?!... Un cœur de femme bat dans ma poitrine !!! ». La révélation le submerge, l'envahit, ne fait plus qu'un avec sa propre conscience obsédée. Dans le même temps, son amour, ou sa conjugalité, devenu complicité malsaine d'une entorse majeure aux règles déontologiques élémentaires, s'évanouit d'un coup. D'une certaine manière injuste et folle, il méprise sa compagne, d'avoir dû l'instrumentaliser pour mener à bout son enquête. De son côté, l'infirmière culpabilise pour son méfait, lui en veut pour son insistance follement obsessionnelle, pour sa maladie et son handicap. Entretemps, depuis cette révélation, une nouvelle idée folle habite le malade, le contraint : il veut trouver la sépulture de la donneuse, se recueillir, sans doute la remercier, peut-être prier. Il enquête donc à nouveau, et découvre assez facilement le lieu d'inhumation. Il résiste un certain temps, hésite encore un peu. Puis il y va. Son couple se distend, puis se déchire, enfin se sépare. Une des dernières fois que le patient viendra me consulter, il m'avouera qu'il se rend maintenant quasiment chaque jour sur la tombe de la femme, celle du cœur… D'ailleurs, le cimetière est si agréable, si paisible… Il y a un banc à proximité de la pierre ; il la regarde, la contemple, lui parle, ou simplement reste là devant elle, avec elle ; comme *ça,* avec *ça*… Je n'ai plus jamais revu le patient. Je ne sais pas ce qu'il est devenu… ou plutôt, si…

... et « lorsqu'un Juste monte au Ciel,
son cœur est si froid, que même
la main de Dieu ne saurait le réchauffer » :

L'annonce faite au mari

J'étais alors interne en neurologie, et assurais de nombreuses gardes de nuit de médecine d'urgence dans cet hôpital parisien. Je reçus une dame d'une petite quarantaine d'années, amenée par son mari, affolé par une crise d'épilepsie qui venait de survenir. Elle était consciente, bien que légitimement encore un peu ensuquée. L'examen clinique postcritique de cette patiente agréable, docile et affable, s'avéra normal. Par contre, à l'interrogatoire, elle signala qu'elle avait depuis environ un an des sensations étranges de boules dans l'estomac, pas douloureuses mais angoissantes, qui remontaient jusque dans la gorge puis la tête, pour y éclater sous forme d'une sorte de feu d'artifices d'allure florale, d'une étrange et inquiétante beauté. Ces sensations étaient encore contemporaines de salves incoercibles de bâillements, et d'une immense fatigue totalement indue. Elle signala aussi, qu'elle avait de plus en plus souvent depuis la même période, des sensations de déjà-vu, et aussi plus rarement des sensations de jamais-vu dans des lieux et des contextes pourtant bien connus d'elle. Le mari, interrogé dans un deuxième temps, confirma ces épisodes auxquels il assistait parfois depuis un an, et décrivit bien son air hébété et des mouvements répétitifs de grattage du nez, de trituration de vêtements, avant qu'elle ne perde cette fois totalement connaissance dans cette crise d'épilepsie. Tout cela évoquait donc des crises d'épilepsie temporale, dont la dernière se serait secondairement généralisée. Je décidai de faire hospitaliser cette femme pour explorations complémentaires. Le lendemain matin, j'eus la surprise de constater que la patiente avait été hospitalisée précisément dans l'un des lits de neurologie dont j'avais la charge, et prescrivis les examens d'exploration de cette très probable épilepsie temporale. L'électroencéphalogramme confirma rapidement l'épilepsie, d'origine en effet, temporale. A cette époque, les examens scintigraphiques, même demandés en urgence, étaient longs à obtenir, et contrairement à aujourd'hui où les lits doivent être libérés le plus tôt possible, les patients restaient hospitalisés parfois longuement, dans leur attente. La patiente subit cette hospitalisation sans contestation, et avec une compréhension et une gentillesse qui rajoutaient encore à sa beauté naturelle. Le résultat de la scintigraphie finit par revenir : il s'agissait d'un méningiome, une tumeur bénigne du lobe temporal, déjà grosse comme une petite mandarine, et qui commençait à devenir compressive pour le reste du cerveau…

L'intervention chirurgicale s'imposait : une chirurgie difficile et dangereuse à une époque où l'on ne disposait pas encore de tous les dispositifs de chirurgie microscopique, et de ce qu'on appelle aujourd'hui les « robots ». La réanimation, pareillement, était plus périlleuse et hasardeuse qu'aujourd'hui. La patiente resta sagement hospitalisée dans l'attente de son intervention. Une fin d'après-midi que je quittai le service, je la vis dans le couloir du rez-de-chaussée, souriante, en compagnie de son mari et de trois jeunes enfants, bien trop jeunes… L'heure de la chirurgie arriva, et comme je faisais de temps en temps des aides opératoires en neurochirurgie, je proposai mon assistance qui fut acceptée. Me voilà donc en salle d'opération au-dessus du cuir chevelu, rasé, puis incisé, récliné sur le crâne ; l'os bientôt découpé à la scie pour laisser apparaître le cerveau. Et le chirurgien prudemment, patiemment, millimètre après millimètre sous la loupe binoculaire, heure après heure, progressa autour de la tumeur pour l'éliminer, totalement, sans dégâts collatéraux. Pris par l'intensité de la tension liée aux gestes précis de l'intervention, je ne ressentis pas particulièrement d'émotion ni même de vraie fatigue dans ces heures et ces heures de concentration. Puis vint le moment où la tumeur fut totalement retirée, où le cerveau décomprimé reprit lentement sa place dans cette large cavité sanguinolente. Tout se passait au mieux. L'intervention arrivait à son terme : le neurochirurgien, consciencieux jusqu'au bout, avait même tenu à refermer lui-même les plans cutanés, alors que le plus souvent, ce geste considéré comme dérisoire, était effectué par les aide-opératoires. Le chirurgien avait donc fini, et l'intervention ayant respecté au mieux le cerveau, paraissait une réussite : « Tu peux partir, merci, je n'ai plus qu'à nettoyer ». Je sortis donc de la salle d'opération, ressentant alors brutalement la fatigue des heures debout dans cette tension intense. Ereinté, je me déshabillai lentement ; pourtant, le chirurgien ne m'avait pas rejoint. Je sortis de la salle d'opération. Dans le couloir, je tombai sur le mari de la patiente, alarmé, angoissé par ces nombreuses heures d'attente anxieuse, qui se précipita sur moi pour m'arracher des nouvelles. Fourbu, je lui transcrivis ce que j'avais vu, la réussite presque inespérée de cette intervention qui avait réussi à ne pas endommager le tissu cérébral, laissant a priori, avec toutes les réserves d'usage, espérer des suites plutôt favorables. Il s'effondra presque sur le banc, soulagé, et remercia, n'osant qu'à peine croire à ce miracle. Je passai par la salle de garde, manger et boire quelque chose, puis retournai dans mon service faire ma contre-visite de fin d'après-midi. Etrangement soucieux, je repassai néanmoins par la neurochirurgie, et tombai cette fois sur l'anesthésiste, défait, accablé. Il me raconta que peu de temps après mon départ de la salle d'opération, une gravissime coagulation intravasculaire disséminée, qu'à cette époque on ne savait quasiment pas traiter, s'était déclenchée : « Ça saignait de partout ! Le chirurgien ne s'est presque même pas rhabillé, il a juste enfilé des gants, il a rouvert comme ça, à la volée ! On a passé des litres et des litres de sang ! Il n'y a rien eu à faire, elle est morte comme ça, sur la table… ». J'étais consterné ; je disais au mari que tout s'était passé au mieux possible, tandis qu'au même moment ou quelques minutes plus tard, à quelques mètres de là, ce drame fatal avait lieu. Je restai complètement atterré. Le lendemain dans mon service, on évoqua longuement la catastrophe. Une autopsie fut diligentée, et confusément, intuitivement, je sus que je ne devais pas m'y soustraire. Je me rendis donc en anatomopathologie, dans l'odeur tenace de formol et de mort, où m'accueillit la spécialiste d'une petite cinquantaine d'années, qui m'attendait déjà. Le corps cireux et nu de ma patiente, gisait sur une table de pierre noire. Je confirmai à l'anatomopathologiste que j'avais aidé à l'intervention, et lui en racontai tous les détails. Elle écoutait en laissant rêveusement errer sa main sur le ventre blafard du cadavre : « Elle devait être une femme très belle… ». Je fus sidéré par ces mots, par ce geste de tendresse, presque d'amour, de cette femme peut-être lesbienne, peut-être nécrophile, mais peut-être tout simplement humaine et respectueuse de ces trépassés que la maladie et la Parque envoyaient aveuglément chaque jour dans ces confins ultimes. Quoi qu'il en soit, la danse macabre des organes décrits mécaniquement, mesurés et pesés sur la balance commença bientôt ; les mots techniques et déshumanisés s'enchainèrent. Puis, la scie circulaire a découpé le crâne martyrisé, et bientôt, je me retrouvai le cerveau supplicié dans les mains, le temps que la spécialiste se munisse d'instruments plus appropriés. Il fit soudain incroyablement froid. Je ployai, tout à la fois effondré sous le poids de cette tonne de malheur qui pesait, là, dans ma main, et en même temps enfiévré, démesurément investi par cette charge euphorique - au sens étymologique du terme grec - d'être le dernier passeur de cette ombre, trop jeune, trop charmante, et trop belle…

... et il en est d'autres qui partent
seuls,
parce que
la mort comme la vie,
les a
depuis longtemps oubliés :

L'enterrement désenchanté

Elle avait fait venir un prêtre pour l'enterrement du vieil homme, parce que, m'ayant interrogé, je lui avais confirmé que lorsque les chrétiens mouraient, des prêtres présidaient à une cérémonie de funérailles. Pourtant, elle, sa femme de ménage musulmane, s'était retrouvée seule face à ce prêtre indifférent, que la paroisse avait dépêché pour l'office d'un inconnu échoué loin du monde, pour ses derniers pas vers l'oubli, déjà depuis longtemps consommé. Elle me dit plus tard : « Au moins chez nous, quand on meure, il y a toujours du monde ; on s'en va pas tout seul comme un chien ! ...». J'ai compris que ce « seul », et peut-être ce « chien », faisaient allusion accablante au prêtre… … et sans doute à moi aussi !...

... il en est ainsi qui n'auront donc même pas eu droit au
chien de Mozart ;
et d'autres qui voulaient
garder la classe et
damer le pion à la mort :

La maîtresse-femme

Je la reçois peu après mon installation. Je m'étonne de voir dans mon cabinet cette grande bourgeoise, célibataire, indépendante, très habillée, très « chic » sans une seule fausse note, à l'allure « d'executive woman » du siècle précédent, et occupant un important poste administratif dans la haute couture. Elle m'en impose, elle m'étonne, non par sa superbe, mais par son respect non feint d'un médecin débutant d'une trentaine d'années seulement. Et elle me surprend d'autant plus, lorsqu'elle vient un jour consulter pour je ne sais quelle pharyngite ou angine, et qu'elle refuse avec hauteur et grâce, d'ouvrir la bouche ; je n'insisterai pas et resterai là, pantois, avec mon abaisse-langue inutile à la main, suspectant une autre dimension à ce refus, et imaginant une pudeur d'un autre âge, due à quelque dentier, dent absente ou halitose. Au fil des consultations, je sens bien que sa confiance sincère ne fait qu'augmenter, ainsi que son respect pour mon statut, mon travail, ma fonction, mon savoir peut-être. Elle est âgée d'une bonne cinquantaine lorsque, péremptoire, elle me signifie avec sérieux et autorité, qu'elle sait qu'un jour viendrait la déréliction du corps, la déchéance par la maladie et l'âge, la perte d'autonomie, le gâtisme peut-être. Et elle me demande tout de go de m'engager à l'euthanasier le jour où cette déchéance serait là, a fortiori si son état neurologique ou psychique ne lui permettait plus de la réclamer !... Je lui réponds, embarrassé, que je comprends, mais élude vaguement en invoquant pêle-mêle, le serment d'Hippocrate, le Conseil de l'Ordre et l'éthique professionnelle, la vocation des médecins de préserver la vie, les formidables progrès de la médecine, l'extrême éloignement de cette échéance qu'elle redoute ; tous arguments spécieux qui ne la convainquent guère. Mais elle est polie, et elle n'y revient plus… De très nombreuses années passent, et un jour je suis appelé à son domicile pour un syndrome grippal très fébrile, mais hélas déjà compliqué d'un accident neurologique. Elle est là, dans son appartement bourgeois au riche mobilier de fort bon goût. Mais sur son lit défait, elle qui ne voulait même pas ouvrir la bouche sur je ne sais quel bridge dérisoire, je la retrouve nue et grise, échevelée, hagarde, les seins fripés pendant déshabités, le sexe desséché, béant sur les draps rances de sueur malsaine. Qu'aurait-il fallu dire, faire ou s'engager à faire, deux, trois décennies plus tôt, au moment de sa demande, trop mal reçue, trop prématurément, trop renvoyée aux calendes ? Surtout, pourquoi ne lui ai-je tout simplement pas signifié mon incompétence, et tout simplement, dit mon immaturité impuissante ? …

... mais il en est, bien mieux accompagnés, qui réussissent à se faire la belle, en toute beauté :

La dernière cavale

Il était venu consulter en mon cabinet pour une banale épicondylite. Il avait l'allure vestimentaire, la tenue, la dégaine, le parler argotique des durs d'après-guerre, des truands d'Audiard. Il en était probablement un, car il m'avait très rapidement avoué qu'il était sorti depuis peu de prison ; je crois qu'il l'avait fait pour me provoquer, me tester, pour jauger ma peur. « J'avais pas moufté ! », alors je lui avais rapidement plu, et il était rapidement devenu familier. Il avait fait vingt ou trente ans de prison pour meurtre, je ne me souviens plus exactement, une éternité, en tout cas. Je ne percevais en lui aucune violence ; plutôt une sorte de douceur, ou mieux encore, l'attente craintive et la dépendance fragile d'un enfant pour sa mère. Et dépendant, il l'était déjà de cette femme, qui, à peine divorcée, et de la générosité à revendre ou plutôt à offrir, était devenue correspondante, puis visiteuse de prison ; bientôt sa correspondante exclusive ; s'était mariée avec lui en prison ; et l'avait accueilli dans son petit deux pièces propret à sa sortie. Sorti, j'ai toujours perçu qu'il n'en était jamais vraiment sorti, de cette prison ; il l'avait même tellement introjectée, qu'il l'avait emmenée avec lui, lors de sa libération. Il gardait les rythmes de la prison, sortait en promenade ou en courses aux heures de la prison, voyait peu de gens, n'entrait pas dans les bistrots, achetait toujours chez les mêmes commerçants, rentrait vite chez lui ou plutôt chez elle, et dépendait de sa femme pour tout ; tout comme il avait été tributaire de la prison et de son écrasante réglementation. Quand il parlait avec moi, il se référait à chaque phrase à la prison, sans gloriole, sans provocation, juste comme référence, car c'était finalement la seule qu'il n'ait jamais eue : il avait dû être incarcéré vers vingt-cinq ans, en était sorti vers cinquante, cinquante-cinq ans…, une vie ! ..., et pourtant quelque chose d'une vraie vie aussi. Je ne le sentais pas avoir été malheureux en prison, en tout cas il ne s'en plaignait jamais. Je ne le connaissais que depuis une année, lorsque le diagnostic de cancer du pancréas s'imposa. Ça dura quelques mois ; il demeura le plus longtemps possible au domicile de sa compagne, ne sortant plus, affaibli, décharné, mais pas vraiment malheureux non plus. Quelque temps plus tard, il mourut sans éclat à l'hôpital. Sa compagne que je ne voyais que de temps à autre, car il ne faisait lui-même aucune démarche de nature tant soit peu administrative, et qui avait dû mesurer son attachement à moi, m'adressa après sa mort une simple enveloppe. A l'intérieur, juste une belle et émouvante photographie de lui. On y voit de dos cet homme de petite taille, mains dans les poches, portant une veste trop grande pour lui, et marchant dans une sorte de brouillard qui estompe l'arrière-plan. Il se retourne à demi, coiffé de son éternelle casquette de marlou, la gitane-maïs au bec. Sa compagne a écrit au dos de la photo : « R. a enfin réussi sa dernière cavale ». Je l'espère sincèrement aussi…

... il est ainsi des
évasions qui commencent mal, et
qui finissent bien,
ou pas trop mal :

Les retrouvailles

Il avait plus de soixante-dix ans et me consultait pour de banales pathologies métaboliques. Assez constamment, il en profitait pour se plaindre de la relation difficile, hargneuse, presque mutuellement haineuse qu'il entretenait avec une femme de son âge qu'il avait rencontrée quelques dix, quinze ans plus tôt. Il ne souhaitait pourtant pas sortir de cette relation, profondément blessé qu'il prétendait avoir été par son divorce, cinquante ans plus tôt, lorsqu'il avait mis fin à une courte union dont une petite fille était issue. Je n'en savais pas plus, et il se contentait surtout de récriminer sans cesse contre son actuelle épouse rébarbative. Il vint un jour, totalement bouleversé et profondément ému. Une femme d'une cinquantaine d'années l'avait contacté : c'était sa fille qu'il n'avait pas revue depuis presque cinquante ans ! Sa première épouse dont il n'avait plus jamais eu de nouvelles, était décédée, et sa fille avait entrepris de retrouver ce père dont elle ne gardait aucun souvenir, le divorce étant survenu quand elle n'avait que deux, trois ans. La rencontre avec cette femme de la cinquantaine, qu'il avait accepté de rencontrer, avait été poignante. Ils s'étaient donnés rendez-vous dans un café, et elle l'avait d'emblée frontalement attaqué, en lui demandant d'expliquer pourquoi il l'avait abandonnée sans jamais essayer de la revoir. Il avait été sincèrement abasourdi. Il lui avait alors expliqué qu'en cette époque lointaine, en cas de divorce, les juges confiaient systématiquement la garde des enfants aux mères ; que les droits de visite des enfants en bas âge ne pouvait s'exercer que si les pères étaient accompagnés d'une femme ; qu'il avait bien au début du divorce exercé son droit de visite, mais que son ex-épouse rechignait toujours, prétextant des maladies de sa gamine, l'accusant de ne pas bien savoir s'en occuper quand il la gardait, de ne pas changer cette enfant presque encore un bébé, qu'elle pleurait toujours beaucoup au retour de ces heures de garde. Il avoua d'ailleurs qu'en effet, sa fille si petite pleurait beaucoup les rares fois où il la gardait, et qu'il était désemparé devant ces pleurs incessants. Les retours de la fillette au domicile maternel étaient ainsi toujours un motif de dispute violente entre les deux parents, et de pleurs de l'enfant. Il arrivait aussi qu'il trouve porte close, quand il venait chercher sa fille : et le plus souvent, la police refusait tout simplement de se déranger, ou acceptait parfois de prendre la déposition d'une plainte, qui ne déboucherait jamais sur aucune mesure judiciaire efficace. Il avait donc progressivement espacé ses visites, toujours aussi conflictuelles, puis s'était enfin persuadé que sa fille souffrirait moins de sa disparition totale, que des incessants et improductifs conflits dont elle était déjà l'enjeu et l'otage, d'autant qu'il reconnaissait volontiers que de toutes façons cette enfant avait besoin de sa mère, et prendrait toujours légitimement son parti. Il avait donc capitulé et abandonné tout contact avec la mère, et donc cessé de voir la fille ; et ni l'une ni l'autre ne s'était plus jamais manifestée au long de ces décennies. Lui-même, d'abord meurtri et vexé, avait fini par relativiser, puis avec le temps, par oublier… Cette version brute qu'il avait livrée, était-elle vraiment la réalité ? C'était en tout cas une vérité qu'il avait délivrée honnêtement, et elle avait fait, pour l'un comme pour l'autre, effet de vérité, tardive, ténue, mais opératoire dans leurs univers respectivement esseulés. Ils avaient eu la clairvoyance de ne pas prétendre rattraper cinq décennies d'absence et de malentendu ; ils avaient seulement décidé, avec discernement, de se rencontrer de temps à autre, comme ça, avec un peu d'amour, beaucoup de reconnaissance, tant qu'il resterait encore du temps et de la vie…

... il est donc ainsi
des retrouvailles tardives mais
heureuses ;
et il est aussi
des bonheurs précoces,
inattendus :

Le bienheureux

Médecin généraliste avant tout, j'étais de surcroît habilité par les administrations à me prononcer sur l'aptitude physique de quelques postulants à certains postes administratifs, ou à ratifier les capacités somatiques et physiques de postulants à l'adoption. Il s'agissait d'une évaluation purement physique, puisque les candidats à l'adoption devaient, en plus de moi, rencontrer une assistante sociale pour évaluer l'environnement social et financier, et un psychiatre pour se prononcer sur leur aptitude psychique. A ce titre, vint un jour me consulter une patiente d'une quarantaine d'années bien sonnée. Elle était mariée, déjà mère de huit ou neuf enfants, et venait consulter en perspective d'une demande d'adoption. J'étais stupéfait !... De surcroît, il s'agissait d'une demande d'adoption d'un enfant handicapé ! Je restai, plus encore, déconcerté !... Remis de ma surprise, j'essayai d'en savoir plus. Le couple avait de gros moyens financiers, était catholique extrêmement pratiquant, avait eu le bonheur que la Divine Providence lui octroie ses nombreux enfants, et entendait remercier le Ciel généreux en adoptant un enfant moins chanceux, handicapé de naissance et abandonné, rejeté par sa famille et la société… Mon rôle se bornait à évaluer la non contre-indication physique à l'adoption, mais, intimement, je restai perplexe devant cette démarche : que ressentiraient inconsciemment les enfants de cette famille devant la venue tardive d'un enfant adopté, a fortiori handicapé ? Qu'ils n'ont pas, eux-mêmes, donné satisfaction ? Qu'ils n'ont pas été conformes aux attentes de leurs parents ? Comment se comporterait le couple déjà plus très jeune, et déjà très sollicité par ses très nombreux enfants, devant les exigences et les difficultés éducatives énormes que pose le handicap ? Le couple résisterait-il au formidable surmenage physique qu'implique la prise en charge d'un enfant handicapé ? Quel serait le devenir de l'enfant adopté devenu grand mais toujours dépendant, avec des parents peut-être usés, et bientôt déjà âgés ? Leur foi qui les guidait dans leur décision, résisterait-elle à la pénible réalité ? Je reconnais que je n'étais pas loin de m'autoriser à penser sans réserve : quelle folie ! Toutefois, devant l'absence de pathologie physique, je remis le certificat de non contre-indication, et le temps passa. Peut-être un an, deux ans plus tard, je faisais une visite à domicile dans une impasse du quartier. J'avisai deux femmes en discussion enjouée : il y avait la gardienne de l'un des immeubles de l'impasse, souriante, qui discutait avec une femme que je ne voyais que de trois-quarts, mais que je reconnus bientôt comme la patiente au certificat, épanouie, radieuse, et dont la main reposait sur la poignée d'une poussette dont je ne voyais que le dos. Des petits bras s'agitaient gaiement de chaque côté du dosseret de la poussette, témoignant d'une agitation heureuse. Je saluai les deux femmes, et lâchant quelque banalité, je contournai la poussette pensant y voir un enfant *normal*, un enfant qui témoignerait *normalement* de son bonheur de vivre, de son bonheur *normal* d'être là, avec cette mère-là. Et je découvris un petit mongolien, tout sourire *normal* et bonheur *normal*, tout en relation *normalement* heureuse avec cette mère rayonnante et presque rajeunie. Je restai perplexe devant ces deux femmes réjouies, et cet enfant éclatant de bonheur. Bien entendu, toutes les questions que je m'étais posées deux ans plus tôt restaient pertinentes, et se poseraient peut-être même avant longtemps. Et alors ?... De quelle place et de quel droit pouvais-je même m'autoriser de telles pensées ? Et puis, dans la balance des heurs et des malheurs du monde tellement malmené, cet instant de bonheur partagé, fût-il gracile et léger comme une plume, méritait sans doute de peser de tout son poids d'éternité…

... il est donc ainsi
du bonheur d'être au monde ;
et aussi
de la noblesse,
de la tristesse,
à le quitter :

Un bon ouvrier

Je l'avais pour la première fois rencontré en visite à son domicile, où j'avais été appelé pour quelque infection virale saisonnière de l'un de ses trois jeunes enfants. Les parents assistaient, réservés, à l'examen attentif de leur enfant. Vint le moment de l'examen tympanique à l'otoscope ; à cette époque-là, au début de ma carrière libérale, les speculums auriculaires n'étaient pas jetables et, je m'appliquais donc à soigneusement nettoyer le speculum à l'alcool. Derrière moi, la voix rocailleuse du père dit doucement quelque chose en portugais, et son épouse étouffa aussitôt un gloussement. Je lui demandai de me traduire ce qu'il venait de dire. Gêné, il se contenta de rougir en souriant, tandis que sa femme retenait son rire avec peine. Je lui demandais alors gentiment, à elle, de me traduire. Elle hésita un peu, puis dut comprendre qu'il serait moins vexant de me dire la phrase, plutôt que de laisser planer un doute qui pût être offensant : « Un bon ouvrier nettoie bien ses outils ! ». Une vraie maxime d'ouvrier. Non seulement, je n'ai pas été blessé par ce proverbe qu'on m'appliquait, mais ils durent bien percevoir que j'en étais franchement honoré, moi dont la famille provenait également d'une tiers-mondiste et rurale émigration méditerranéenne, qui avais vécu enfant dans le ghetto rital d'une proche banlieue parisienne, qui adolescent, avais vécu les soubresauts prolétaires et les aspirations collectivistes de la ceinture rouge, et qui avais cru un temps, renouer avec mes origines par le truchement illusoire de la médecine du travail. Nous sympathisâmes ainsi durablement sans rien nous avouer, et lui et sa famille vinrent régulièrement me témoigner leur confiance pendant plus de trois décennies. L'accent portugais s'était adouci au fil du temps, mais la sympathie et le plaisir pudique de se rencontrer épisodiquement sous prétexte d'une consultation quelconque, ne s'était pas émoussé. Vint le jour où il me fallut lui annoncer le diagnostic de grave cancer du poumon. Il l'accueillit avec courage et pudeur, avec ce même petit sourire gêné. Lui et sa famille, avaient désiré qu'il vive jusqu'au bout chez lui, avec les siens. Je m'efforçai donc d'accompagner au mieux sa fin difficile, avec tous les moyens dont je disposais, mettant en œuvre de nombreuses prises en charge à domicile. Une nuit, très tard, alors qu'il était manifestement à bout, ses yeux fiévreux et rougis me sourirent faiblement, et il me dit dans un souffle : « Vous allez me manquer ». Je n'ai pas su, pas pu, surtout pas voulu retenir : « A moi aussi ». Et les yeux sans doute tout aussi rougis que les siens, j'ai ajouté doucement « Je passerai demain », qu'il comprenne que je n'abandonnerai pas sa famille, seule dans le deuil. Mais il le savait sans doute déjà… car il était mort le lendemain, lorsque je suis arrivé.

… les mi-mots à l'accent en disaient ainsi beaucoup ;
ces mots inaudibles, de même :

Motus ! Les maux tus et les mots inaudibles

Je connaissais depuis sa naissance, cette petite-fille de huit, neuf ans alors. C'était une enfant très intelligente et sensible bien qu'un peu timide, vivant dans une famille sans grand problème avec une grande sœur d'une douzaine d'années et un couple parental jeune et sain. Mais la séparation des parents était survenue l'année précédente dans le conflit, et le père était parti vivre de la conjugalité avec son ancien grand amour de faculté, fraîchement divorcée et mère de deux enfants quasiment du même âge que cette petite fille et sa sœur. La mère était venue lors de plusieurs épisodes anxiodépressifs consécutifs, me consulter : les parents se heurtaient beaucoup ; le père semblait renâcler au paiement des pensions alimentaires ; la mère, gérante d'une petite boutique de jouets, avait des difficultés professionnelles ; et les week-ends dans la famille nouvellement recomposée du père, se passaient mal, avec des tensions entre les deux fratries et des conflits avec la belle-mère. Aussi, après environ une année de séparation dans ces conditions difficiles, la petite fille se trouve-t-elle en face de moi avec sa mère. Celle-ci m'explique que la fillette va de plus en plus mal depuis un an : elle qui travaillait si bien à l'école, non seulement est en échec scolaire, mais ne veut plus retourner en classe, a perdu ses meilleures amies, ne mange rien à la cantine et peu à la maison, dort mal, fait des cauchemars, est souvent agressive avec sa mère, refuse d'aller voir son père dans sa nouvelle famille, et a eu quelques épisodes énurétiques inhabituels. La mère est inquiète, ne sait plus quoi faire, et semble à bout. Je m'adresse à la petite fille, qui me connait donc depuis sa naissance. Je lui pose deux, trois questions auxquelles elle ne répond, les yeux rivés au sol, que par un marmonnement inaudible. Je lui demande alors si elle préfère que sa mère aille lire dans la salle d'attente, tandis que nous discutons tous les deux. Elle se redresse immédiatement, relève le visage vers moi, et opine silencieusement mais énergiquement. Sa mère partie, je lui redemande : « Alors, dis-moi, qu'est-ce qui t'arrive ? ». Son corps enfle instantanément sur sa chaise, et c'est un flot débordant de sanglots, de hoquets, de reniflements, de couinements noyant des paroles incompréhensibles. « Parle un peu plus distinctement, je ne comprends pas ». Et le même bouillonnement tout aussi tumultueux de paroles à peine audibles, reprend de plus belle. « Tu sais, je suis un peu plus vieux, maintenant ; parle un peu plus fort, je n'entends pas ». Et la même cataracte tout aussi inintelligible, nous submerge à nouveau… Je ferai encore une ou deux tentatives, et toujours, le même torrent insaisissable me submerge si bien, que je me laisse intuitivement emporter par ce déferlement, dériver dans ce courant, et cesse de chercher à comprendre, pour seulement flotter et surnager avec elle dans ce jusant qui nous emporte tous deux. Progressivement, l'onde s'apaise, et le courant devient plus laminaire. Nous nous regardons tranquillement, tandis qu'elle parle maintenant plus posément, de cette voix ténue de petite fille, que je n'entends toujours pas. Enfin, le mascaret évanoui au loin, elle esquisse un petit sourire timide et plein de grâce. Je souris également, et nous restons ainsi quelques secondes. Je lui demande enfin si elle désire que je demande à sa mère de revenir dans le bureau. Elle acquiesce tranquillement. J'explique posément à la mère, que nous avons échangé, et que la petite peut revenir quand elle veut, comme elle veut, soit en lui demandant de prendre rendez-vous pour elle, soit seule puisqu'elle est assez grande pour venir quand elle le désire dans ce cabinet qu'elle connait bien, et qui se trouve d'ailleurs sur le chemin de son école. Je m'attends à ce que la mère me téléphone peu après pour me demander un nouveau rendez-vous. Mais les semaines, les mois passent : aucune nouvelle… Je commence à douter. Un jour, la mère revient en consultation pour elle. Je m'occupe du problème qu'elle pose, tout en m'attendant à ce qu'à un moment quelconque, elle me parle de sa fille. Rien !... Intrigué, je finis par demander d'un ton que je veux détaché, comment va sa fille : « Ma fille ??? Ah oui !... Eh bien, elle va très bien : elle retourne à l'école, travaille bien, s'est refait des copines, dort bien, mange mieux, et retourne maintenant chez son père, où il semblerait que les choses soient plus faciles dorénavant… Je ne sais d'ailleurs pas ce qu'elle vous a raconté, ni ce que vous lui avez dit, mais en tout cas, *ça*, a été efficace ! ». « *Ça* » ? « *Je* », ne relève pas, et je continue sa consultation…

... il est donc ainsi
des mots inaudibles mais entendus, qui
apaisent les petites filles ; et
d'autres dits, qu'on souhaiterait
humble viatique
contre la dévastation :

Princesse dans le métro

Bien qu'elle portât fort joliment le nom d'une farouche princesse berbère, elle affichait toujours une attitude polie, réservée et un peu triste. Elle était issue de l'immigration maghrébine pauvre et résignée, celle que l'on rencontre dans « La Graine et le Mulet », et parfaitement acculturée, elle ne reniait pourtant pas ses origines. Elève brillante ayant fait des études universitaires, elle n'avait toutefois jamais trouvé d'emploi correspondant à son niveau, et elle passait avec courage mais sans entrain, d'un petit boulot à un autre. Surtout, elle affichait une tristesse non voilée, que ressentait parfaitement une merveilleuse petite fille de quatre ans, extrêmement éveillée, voire franchement précoce, polie et très bien élevée par la grand-mère maternelle. Cette enfant lui était née d'une relation apparemment sans grand amour ni enthousiasme, avec un africain indolent, fuyant, chômeur au long cours, toxicomane et dealer de cannabis à ses heures, qui avait eu plusieurs fois maille à partir avec la justice, et qui le reste du temps semblait le plus souvent absent pour l'enfant. Le couple allait manifestement mal, et je ne crois pas me souvenir que les deux protagonistes aient jamais vraiment vécu ensemble. La jeune femme accompagnait occasionnellement son étrange et distant conjoint, lorsqu'il venait consulter pour des bricoles, et lui-même était parfois présent mais peu attentif, lorsqu'elle venait toujours tristement consulter pour sa lumineuse et gentille petite fille. « Bonjour docteur ; oui monsieur ; au revoir docteur ». Gamine attendrissante, même si la mère ne semblait pas afficher de fierté particulière devant la vivacité et l'intelligence de sa fille, qui lisait avidement les livres d'enfants de la salle d'attente. J'avais conclu sans jamais en avoir la preuve, que cette grossesse venue trop précocement, et qui avait fait capoter la poursuite des études de la trop jeune mère, était peut-être survenue sur un rapport forcé, peut-être pas un viol à proprement parler, mais en tout cas sous quelque contrainte ou emprise, dont témoignait ce fruit de « conjugalité » étrange. Quoi qu'il en soit, l'aboulie dépressive de la jeune femme augmenta, et son aggravation nous parut à elle comme à moi potentiellement nocive pour sa fille si pleine de vie, si bien qu'il fut décidé d'un traitement antidépresseur qu'elle accepta sans enthousiasme, mais observa avec compliance. Elle s'améliora nettement au fil des mois, sans pourtant se départir d'une sorte de morosité quasi-existentielle. Allant mieux, je la voyais de moins en moins. Un jour, le conjoint africain vint, pour la première fois seul avec la petite fille. La petite fille, assise sagement dans le fauteuil pour visiteur face à mon bureau, me sourit gravement tout en lisant un livre d'enfant. Je ne me souviens plus du motif exact de sa consultation, mais le père me dit avec gêne et une sorte de détachement factuel ou de résignation, qu'il était arrivé quelques jours plus tôt dans l'appartement où la jeune mère avait griffonné un mot où elle disait « qu'elle n'en pouvait plus, et qu'elle allait se jeter sous le métro ». Sa diction devenant plus saccadée et son regard plus animé, me confirmèrent qu'il s'était vraiment rué dehors vers la plus proche station de métro qui, comble d'ironie, était aussi à cette époque-là, le rendez-vous des toxicomanes et des dealers du quartier. Avec une vérité qui disait bien son affolement du moment, il me dit qu'accourant à proximité de la station, il s'était alors demandé, comme Nougaro dans sa chanson sarcastique, quel quai elle avait bien pu choisir. Il se précipita sur l'un des deux, mais il la vit de l'autre côté, à l'autre bout du quai. Il dit qu'il avait dû hurler, mais la vraie vie rédige des scenarii plus perfides encore que tous ceux des frères Cohen : son cri dut être couvert par le fracas du métro s'engouffrant dans la station. Et là, dans le cabinet il revoit, halluciné, le corps percuté, se faire violemment déchiqueter. A cet instant, la petite fille lève les yeux de son livre, et confiante, souriante, s'adresse à moi : « Ma maman, c'est vrai qu'elle est bien au Ciel ? ». Interloqué, j'ai aussitôt répondu avec émotion mais conviction, que « Oui, elle était très sûrement, très bien, au Ciel ». J'ai demandé quelles dispositions avaient été prises pour la petite, et je crois me souvenir qu'il était décidé qu'elle resterait avec la grand-mère maternelle. Je n'ai plus jamais revu ni la fillette ni le père, et je ne sais toujours pas pourquoi cet émigré d'une autre culture, d'une autre religion, d'un autre milieu, cet homme si étranger et si différent, ce père si peu attentif, avait eu ce jour-là l'intuition de m'amener cette petite fille pour qu'elle y reçoive peut-être un viatique sacré d'espoir et de vie, qui pourtant, me dépassait, et me dépasse toujours de très loin.

... il est donc ainsi
de lumineuses enfants pour qui
on repeindrait
le ciel aux couleurs du paradis ;
et de plus grandes,
d'où suintent
la haine et le mépris :

Les plombs

Elle avait une petite quarantaine d'années, était très désagréable, et je ne la voyais plus que très rarement depuis qu'elle était adulte. Elle n'avait d'ailleurs jamais été très sympathique, même plus jeune. Sa mère, qui me consultait de temps à autre, m'avait dit que sa fille évoluait mal, contrairement à ses autres enfants, ne trouvait pas sa place dans la société, dans son travail, dans la vie, et même, était carrément mal dans sa peau. Que pouvait-on faire ? Comment savoir ? Il aurait fallu au moins qu'elle consulte, que je la voie, que je parle au moins un peu avec elle… « Mais elle était très réfractaire à la médecine, se méfiait des médecins, encore plus des psychologues, d'ailleurs même des gens en général ; ça expliquait peut-être qu'elle était malheureuse, qu'elle était seule, et que même dans son travail qu'elle privilégiait, ça ne se passait pas bien ». Elle finit par venir en consultation, longtemps après. Elle était en effet terne, revêche, désagréable, presque insolente de méfiance et de défiance envers moi. J'essayai doucement, du fait de ce syndrome paranoïde, de lui dire en choisissant des mots non agressifs et surtout sans étiquetage dans le registre psychique, que ses maux et son mal-être ne relevaient peut-être pas de la médecine classique, qu'il faudrait probablement qu'elle consulte un psychothérapeute, pour parler, pour se décharger un peu de « tout son stress », de toute sa difficulté à supporter le quotidien. « Ne me parlez pas de ça, ce ne sont que des conneries ! Ce sont tous des charlatans, des vautours profiteurs du malheur d'autrui, qui sont plus dérangés que les patients qui les consultent ! etc… ». Je fis semblant de ne pas comprendre que ses allusions cauteleuses et ses arguments perfides, me visaient directement, essayant de me convaincre que cette posture hargneuse et ce discours acrimonieux, n'étaient finalement qu'une expression de sa morgue paranoïaque, qu'il me fallait bien essayer de traiter, d'autant que son mal-être douloureux crevait les yeux. J'avançai donc prudemment dans cette direction, mais ne fis qu'essuyer la même opposition, toujours aussi virulente. Dans l'étalage de ses symptômes, tous causés par un environnement invariablement caustique, elle m'entraina brièvement vers d'autres champs, où son hostilité se calma un peu. Suffisamment, pour qu'elle me demande soudain, apparemment plus détendue, « l'adresse d'une psychologue pour une amie à elle, qui était depuis toujours mal dans sa peau et qui allait encore plus mal actuellement ». Le subterfuge était pathétique de « lourdeur », mais je fis semblant de ne rien comprendre, et commençai à lui expliquer qu'on ne peut guère apprécier la clinique d'un sujet - a fortiori, à advenir… - par procuration, quelle que pût être l'intimité et la connaissance mutuelle des deux protagonistes. Du fait même de leur amitié, elle était très mal placée pour me parler de cette patiente sans trahir la « réalité », et encore plus mal placée pour recevoir « à sa place (!!!) », une adresse de thérapeute, qui n'aurait donc aucun effet positif… Et qu'en conséquence, il serait bon qu'elle transmette à « cette amie », qu'il valait mieux qu'elle vienne elle-même m'expliquer un minimum de son mal-être, afin que je lui indique quelqu'un… « Non, elle ne viendra pas ! Je la connais bien. Donnez-moi une adresse ! ». « C'est difficile de laisser venir le visage d'un collègue thérapeute qui puisse convenir, sans entendre les doléances du patient, sans voir son visage, son attitude, entendre un minimum de son histoire… Tenez, imaginez par exemple qu'un patient, vous par exemple qui êtes ici, maintenant, vous plaigniez d'une histoire, de ressentis que vous ne ressentiez pas, qui ne soient pas les vôtres, par définition, les traitements et les attitudes que je pourrais vous proposer, ne pourraient que manquer leur cible, puisque ce ne seraient pas les vrais ressentis, la vraie histoire, des mensonges en quelque sorte… ». J'aurais sans doute dû arrêter ma phrase bien avant ce dernier mot, car au fur et à mesure de son énonciation, je voyais sa posture se tendre, son torse reculer, ses mâchoires se serrer, son regard devenir haineux, jusqu'au moment où la harpie bondit littéralement de son fauteuil en sifflant « Mais vous pétez complètement les plombs ! ». J'essayai d'opposer mon calme à sa fureur mal contenue, tandis qu'elle ramassait fébrilement et maladroitement son morne imperméable, et jetait, méprisante un billet sur le bureau. C'était bien avant les cartes Vitale, et il fallait rédiger une feuille de soins destinée au remboursement des patients. Elle était déjà en train d'ouvrir ma porte pour sortir, lorsque je lui proposai cette feuille de soins remplie et signée. Elle se contenta de me jeter un féroce regard de détestation. Je ne l'ai jamais revue. Sur le coup, j'ai pensé que j'avais totalement raté cette rencontre et cette prise en charge, sans vraiment comprendre non plus, ce que j'avais loupé. Aujourd'hui, je persiste à penser que la rencontre a échoué, mais que cette scène dure pour elle et violente également pour moi, était peut-être un pénible passage obligé, qui lui aura, sait-on jamais, ouvert la voie ultérieure, au dire vrai, au parler vrai, au partager vrai, et donc peut-être au vivre vrai. Je le souhaite sincèrement…

... il en est donc qui
affichent
des rictus de haine et de mépris ;
tandis qu'il en est d'autres qui
moquent la camarde d'un tout
autre rictus :

Le masque de malice

Je voyais ce patient à son domicile. Il faut bien avouer qu'il ne pouvait plus guère se déplacer, souffrant depuis plusieurs années d'un cancer de la mâchoire très envahissant, qui se dégradait, métastasait, et échappait bientôt à toute thérapeutique. La chirurgie plastique maxillo-faciale l'avait transformé en une « gueule cassée », comme hâtivement réparée par ces chirurgiens inventeurs de la plastie en quatorze dix-huit, exhibant un gros boudin gris en guise de mâchoire inférieure et de menton, qui ballottait asymétriquement sur un cou de dindon, émacié et plissé. Pourtant, c'était à chaque fois une sorte de lutin facétieux qui me recevait à son domicile. Il habitait, dans un ancien quartier dédié autrefois aux artisanats en tous genres, un étrange immeuble d'architecture métallique de type Eiffel, refermé sur une cour intérieure avec des galeries, des escaliers et des passerelles à claire-voie, qui me donnait l'impression étrange et déroutante d'un phalanstère fouriériste mâtiné de Prison de Piranèse. Il ne semblait plus attendre grand-chose d'autre de moi que le soulagement de ses douleurs. Et pourtant, plus faible à chaque visite, il s'efforçait toutefois, les yeux brillant de malice et le grotesque menton mou tremblotant, de me parler de choses et d'autres, d'une voix devenue presque inintelligible à cause de l'ablation de la langue et du pharynx. Je finis même par suspecter qu'il voulait peut-être tester ma patience et ma résistance à supporter la vision pénible de sa large mutilation faciale. La visite terminée, il insistait à chaque fois plus difficilement et plus lentement, pour m'accompagner à l'extérieur de chez lui, sur le caillebotis de cette galerie étrangement suspendue sur le vide. Arrivés tous deux à l'imposant ascenseur industriel de la coursive à claire-voie, il articulait en chantonnant difficilement un invraisemblable « Ça ira mieux demain », suivi d'un rire spasmodique, qui s'éteignait en catarrhe asphyxique. La dernière fois que je le vis, décharné et trop essoufflé pour parler, il commanda du geste à sa femme de pousser son fauteuil roulant jusqu'à l'ascenseur. Arrivés devant la porte à croisillons métalliques, de faibles borborygmes tentèrent encore de psalmodier la mélodie rituelle « Çççа… 'ieux… 'main », et ses yeux exténués éclairèrent un peu, cette fois encore, cette caricature de masque supplicié. Le lendemain, son épouse m'apprit au téléphone que la claire voix du masque de malice s'était éteinte pour toujours.

... et il y a cet autre,
la gorge mutilée, qui prend
une autre voie :

La voie des couleurs

Il me reste quelques souvenirs de ce laryngectomisé par thyroïdectomie totale élargie sur cancer, très invalidé et se sentant mutilé par l'intervention qui lui avait définitivement supprimé la parole. Je me souviens surtout de la prescription de ses boîtes vocales, qui lui faisaient cette voix artificielle improbable, et que je n'aimais pas. Il a dû le sentir : il a fini par venir me consulter sans elle, et nous discutions un peu ensemble, lui avec cette voix qui n'était qu'un souffle presque inaudible émanant en borborygmes de l'orifice de trachéotomie, mais que je préférais quand même. Et il maîtrisa bientôt suffisamment de souffle, pour me dire qu'il s'était mis frénétiquement à peindre, des couleurs, des couleurs, des couleurs… des arcs-en-ciel de couleurs ! Peut-être pour se frayer une voie, une nouvelle voie… Une autre voix ?...

... et cet autre qui ne voit pas
ce qu'il couche et qui l'envahit :

Les cellules

Artiste peintre, il repère un jour dans ma bibliothèque d'ouvrages médicaux, une photographie histologique de frottis de cellules. L'image de cette prolifération de cellules agglomérées les unes aux autres, le fascine. Il revient encore une ou deux fois en consultation, et en profite à chaque fois pour revoir la photographie de la lame histologique. Un peu plus tard, il me raconte qu'il s'étonne de passer le plus clair son temps à peindre compulsivement des tableaux de cellules proliférant et envahissant son travail pictural, prenant une étrange et inquiétante beauté. Quelque temps plus tard encore, on lui découvre une tumeur cérébrale maligne : une prolifération envahissante de cellules malignes dans le lobe frontal, au lieu même de la pulsion artistique créatrice…

... des cellules peuvent ainsi
devenir folles,
des hommes aussi...
Et d'autres hommes poursuivront
l'illusion, l'utopie
d'une compréhension, d'une réparation :

« La Leçon d'allemand »

C'était un très vieux monsieur qui me recevait dans un petit deux pièces sombre sur cour triste derrière l'église. Intrigué, j'avais remarqué dans cet intérieur sans cachet aucun, quelques ivoires de grande facture. Nous avons fait connaissance. Il était né à la fin de la Belle Epoque, d'une riche famille d'inventeurs et fabricants d'automobiles et d'aéroplanes. Fils unique héritier, prodigue et oisif dandy, il avait dilapidé pendant les Années Folles sur les Champs de Courses, et en escapades en luxueuses limousines vers les casinos de la Côte d'Opale, une partie de la fortune familiale pour de trop charmantes jeunes femmes, et de trop malins messieurs, tandis que la Grande Dépression de vingt-neuf se chargerait du reste. Aujourd'hui, une ombre, pourtant trente ans plus jeune, mais bien plus triste que lui, époussète encore, disciplinée, de rares meubles de prestigieuse signature, et les dames en crinolines et les messieurs en habits d'une toile de Boudin rescapée du désastre. Il manifestait pourtant une grande vitalité malgré ce naufrage, malgré une santé devenant chaque jour plus précaire. Je m'étais étonné de la présence sur sa table de chevet, d'une méthode d'apprentissage de l'allemand. Il m'avait expliqué qu'il avait fait la guerre de quatorze dans l'artillerie grâce à des relations familiales, et ajouté, l'index levé d'un air malicieux : « Le flair de l'artilleur, docteur ! le flair de l'artilleur… », les yeux juvéniles et pétillants. Vingt ans plus tard, l'armée allemande submergeant l'Europe, l'avait rattrapé dans la débâcle de juin quarante, puis dépassé dans l'Exode. La paix revenue, s'ennuyant dans les monotones écritures de quelque morne maison d'assurance, il s'était subitement dit, une décennie plus tard : « J'ai envoyé des tonnes de bombes sur des gens, que j'ai ensuite entendu quatre ans durant aboyer des éructations furieuses et claquer des talons, sans jamais rien comprendre ! Ça mérite au moins que j'apprenne leur langue ». Pendant plus de soixante ans, chaque jour, il avait étudié l'allemand, seul, chez lui, à la recherche de ce lointain côté de chez Swann. Il n'avait peut-être qu'une fois ou deux seulement, visité les châteaux de Bavière, mais il poursuivait néanmoins ce dessein obsessionnel et vain. Une quête ? Une quête de sens qui m'échappe, et nous échapperait à jamais, car, improbable autre Grand Meaulnes, il franchirait bientôt sans retour, les grilles chimériques du domaine désenchanté d'Alzheimer.

... il est ainsi de ces
devoirs de réparation illusoire qu'on s'inflige ;
et il est de
ces silences pudiques, qu'on trahit un jour :

« L'Aveu »

Je l'avais connu au tout début de mon installation dans le quartier. Je multipliais alors les gardes d'arrondissement, et l'avais rencontré lors de son appel d'urgence pour la tentative de suicide de son épouse, une jeune femme psychiquement très perturbée et à la limite de la psychose. Lui était un jeune guitariste professionnel de rock, évoluant dans le milieu clinquant des fêtes, des drogues, des alcools forts, du sexe et de l'argent. Il n'était pas une star du rock, mais les côtoyait de très près, et travaillait avec et pour elles, bien que l'on perçût déjà en lui, une certaine distance qui le faisait relativiser cet univers. Nous avions, avec beaucoup de retenue et discrétion, sympathisé. Notre sympathie mutuelle était évidente, mais nous ne nous étions rien avoué. Il m'avait consulté ensuite pour des pneumothorax à répétition, que j'avais assez bien pris en charge. Quelque temps plus tard, un premier fils lui était né. La clinique d'accouchement était proche, et j'étais, dans la journée, en ce tout début de carrière, assez désœuvré… Alors, je suis passé voir la jeune accouchée, et j'ai fait cadeau d'un ourson pour le bébé. Il ne m'a pas remercié de manière conventionnelle, en disant malicieusement, que ce ne devait pas être très fréquent les médecins qui apportaient des jouets aux nouveau-nés… Mais je crois qu'il n'a jamais oublié. Il consultait de temps à autre, et je sentais qu'il avait une grande confiance en moi. Il y avait eu des épisodes plus ou moins prolongés d'alcoolisme, de toxicomanie ; pourtant, en cette époque où tous les drogués écumaient plus ou moins sincèrement et plus ou moins violemment toutes les salles d'attente pour obtenir leur Codéine ou leur morphine, il n'était jamais venu me demander quoi que ce soit de cet ordre. Il ne réapparaissait que lorsqu'il était « clean », comme les intéressés eux-mêmes disaient en ce temps-là. Puis un jour je le vis plus régulièrement, parce qu'ayant arrêté seul toute drogue et l'alcool aussi, il se sevrait même du tabagisme de sa prime adolescence, en y substituant entre autres une très hygiénique conduite sportive à base de jogging intense, de gymnastique et de yoga. Curieusement, il paya ce sevrage pluriel et réussi, de violentes migraines épisodiques qui récidivèrent longtemps. De temps à autre, il m'apportait une maquette ou un disque qu'il sortait individuellement, ou avec un groupe plus ou moins sur le devant de la scène rock de l'époque. Il s'était séparé de son épouse toujours extrêmement déséquilibrée, et avait refait sa vie avec une jeune femme du même milieu de la musique, beaucoup plus jeune que lui, avec qui tout fonctionnait bien, et qui semblait avoir également bien accepté son fils. Nous avons comme cela continué concurremment de vieillir, lui restant un éternel jeune musicien de rock, avec de surprenants cheveux de plus en plus blancs. J'appris un jour par un de ses proches venu me consulter, qu'il était mort d'infarctus massif, brutalement, au sortir de la scène, lors d'une tournée nationale épuisante. Cette nouvelle brutale m'attrista beaucoup. Sincèrement navré, je pensais de temps à autre à lui et à sa trajectoire de vie. On ne s'était pas revus depuis un certain temps, et finalement, on ne s'était jamais rien avoué. Parallèlement, son ex-épouse me consultait de temps à autre, rarement. Elle venait surtout avec son conjoint alcoolique et soi-disant ex-toxicomane, chômeur au long cours à cause d'une invalidité au prétexte d'une hernie discale désespérément algique, qui ne me réclamait jamais de drogue, mais chez qui j'identifiais bien une persistante dépendance. Il faut dire qu'à ce moment-là, les toxicomanes avaient déserté les cabinets médicaux, car ils pouvaient enfin légalement se fournir en méthadone dans les institutions dédiées. Quelque temps après avoir appris la mort de mon étrange ami rockeur, ce couple improbable reparut dans mon cabinet. Elle, n'avait jamais divorcé de son mari, et se retrouvait bénéficiaire d'une assurance-vie assez conséquente que le rockeur avait prise au bénéfice de son épouse, sans doute plus pour protéger son fils, mais qu'il n'avait jamais ultérieurement résiliée. Le notaire demandait un banal certificat attestant que j'avais autrefois traité ce patient, je crois. L'avidité et la cupidité du conjoint toxicomane prétendument sevré, crevait les yeux. La mort dans l'âme, je rédigeai ce certificat, et leur remis. J'eus alors le sentiment de trahir lâchement mon ami rockeur. Je suis même quasiment certain de ne pas avoir fait payer cette honteuse consultation « à trente deniers ». Quelque temps plus tard encore, je vis apparaître le fils au lointain « ourson » ; il avait bien grandi bien sûr, avait une bonne trentaine d'années et était également auteur-compositeur. J'imaginais qu'il venait chez l'infâme Judas, dénoncer le scandale de l'injustifiable « trahison ». En fait, seulement triste, connaissant la confiance que son père avait mise en moi, il était venu m'apprendre sa mort, et déplorer ici sa perte. Je lui racontai alors spontanément la déplorable consultation au certificat, ajoutant que je n'avais que rédigé la réalité, sans rien dévoiler qui relevât du secret professionnel, et ardemment souhaité que les ayants droit légitimes ne fussent en rien spoliés par « ces Thénardier ». Conciliant et incroyablement généreux, il me répondit que sa mère, dans son état psychologique attristant, et assortie du conjoint déplorable qu'elle avait dorénavant, avait sans doute plus nécessité que lui de cet argent, qui la mettrait, peut-être, à l'abri du besoin… Profondément impressionné et ému, j'ai cru retrouver chez lui, vivante sans forfanterie, la belle générosité de son père que je n'ai pas oublié.

... il en serait donc ainsi de ceux qui
survivent à leur disparition,
au plus profond de ceux qui les ont aimés ;
et il en serait d'autres qui
rencontrent leur destin de l'avoir trop évité :

Changer de médecin

Elle est venue me consulter en mon cabinet peu d'années après mon installation. Elle était de ma génération, plus âgée seulement de deux ans que moi ; une fille issue d'un couple mixte et d'un milieu simple, où le père était un émigré algérien, alcoolique, violent et dont elle ne m'aura jamais parlé qu'en termes de dénigrement. Elle avait fait de brillantes études et intégré un laboratoire de recherche en chimie organique. Elle était donc chercheuse : réussite prestigieuse d'intellectuel de haut niveau. Elle me présentait divers troubles somatoformes disparates, centrés sur des insomnies massives et invalidantes, qu'elle mit bien longtemps à reconnaître comme étant liés à ce qu'elle appelait la pression du travail intense, la compétition, le stress, et bientôt à un équivalent dépressif. Scientifique, elle décortiquait longuement ses symptômes, les associant et les intriquant de manière savante et compliquée, leur refusant longtemps leur origine et leur nature psychogène, considérée par elle comme une preuve de faiblesse de caractère déplacée, dans une société où « ses petits et grands traumatismes, on a la pudeur de les garder pour soi et de faire avec ! ... ». Je ne me souviens plus bien comment s'est opéré le glissement, mais finalement, nous nous sommes trouvés tous deux à faire une consultation « ritualisée », toutes les semaines, tel jour à telle heure : une consultation pendant laquelle je prenais toujours le même temps pour l'entendre parler, où je ne me levais pas de derrière mon bureau, où je ne faisais plus d'examen clinique ni d'ordonnance, et où elle parlait d'elle librement. Dans mon esprit, il s'agissait là, bien sûr, d'une psychothérapie, mais réalisée par un jeune médecin encore peu aguerri, pour une patiente totalement réfractaire à la chose « psy », et qui rejetait en bloc le psychisme, Freud, Lacan et « tous les autres ». Je m'étais donc bien gardé d'énoncer le cadre, et même de jamais prononcer le nom de psychothérapie. Et pour moi, c'était plutôt une manière de la préparer et à l'habituer doucement à une dynamique psychothérapeutique avant de la confier à un vrai psychothérapeute, voire un vrai psychanalyste. Et la voyant de plus en plus docile et rassurée dans nos consultations répétées, se livrant de plus en plus intimement sans réticence, sans résistance et sans opposition, je lui proposai donc un jour de la réadresser à un confrère psychothérapeute analytique d'expérience, pour poursuivre une « vraie » thérapie. Quelle ne fut pas ma surprise devant la violence de sa réaction immédiate : « elle se refusait totalement à toute idée de psychothérapie ; à consulter quelqu'un d'autre que moi ; elle ne croyait de toute façon pas à la psychologie et à toutes ces thérapies bidon proposées par des oiseux à des frustrées oisives ; et d'ailleurs, elle préférait changer de médecin si je lui proposais à nouveau ce type de réorientation ! ». Je restai coi… et lui proposai un rendez-vous la semaine suivante, à la même heure. Elle vint comme si de rien n'était, continua posément à me parler de manière toujours plus intime, n'attendant ni ordonnance, ni examen complémentaire. Je mis sur le compte de mon manque d'expérience cet épisode malencontreux, cette bordée non élucidée à l'époque. Je ne me souviens plus très bien comment cet épisode psychothérapeutique prit fin, puisque je continuai des décennies à la voir, et même lui diagnostiquer ultérieurement des pathologies lourdes, et cette fois, parfaitement organiques. Toujours est-il que des décennies plus tard, la voilà qui répète à peu près le même scenario par le biais d'une névralgie cervico-brachiale paralysante, grave et rebelle, sur très authentique hernie discale documentée. Les traitements les plus invasifs sont quasiment inopérants, et elle se retrouve longtemps en arrêt de travail, si bien qu'elle perd bientôt son poste de chercheuse. Elle finit des mois et des mois plus tard, par reprendre le travail, mais cette fois, la compétition sans merci entre chercheurs qu'elle avait évoquée plus tôt, ayant opéré, comme documentaliste-secrétaire dans le même laboratoire ! La voilà donc à organiser les congrès de ses ex-collègues chercheurs, à mettre en ordre leurs publications, à gérer leurs plannings, leurs rendez-vous, et prendre leurs billets de train pour les congrès auxquels elle-même ne participe plus… Loin de se sentir déclassée dans ce travail de secrétariat, étonnamment, elle s'y complait, tout en fustigeant justement le travail toujours imparfait de la vraie secrétaire. Je suis assez abasourdi par cette situation que je serais plutôt tenté d'identifier comme une régression, un ratage, mais pourtant, tout en récriminant un peu sur sa situation, et surtout ses cervicalgies, elle se sent « équilibrée dans ce poste parce que, vu son état de santé, elle ne pourrait plus rien faire d'autre, et surtout pas son travail de chercheuse !!!... ». Elle trouve même maintenant le temps d'apprendre l'arabe, de faire de la calligraphie arabe, d'apprendre le didjeridoo et de faire de la méditation en pleine conscience. J'ai longtemps pensé, que je n'avais rien compris d'elle, que je l'avais manquée dans sa réalité, que j'avais tout raté, et rien résolu de ses symptômes et pathologies. Rétrospectivement, je me dis que peut-être, elle m'aura au contraire pour son plus grand bénéfice, utilisé pour devenir celle qu'elle devait être, ou du moins aspirait inconsciemment à être…

... il en est donc ainsi, qui
suivant leur désir,
gagnent leur vérité, en régressant ;
et d'autres,
inconsciemment fidèles,
qui ne trahissent jamais leur attachement :

Le turban

C'est une alerte septuagénaire qui entre dans ma toute jeune patientèle. Elle arrive pourtant affublée d'un énorme turban autour du genou. Je questionne : « Vous avez mal au genou ? ». « Non ! ». « Et pourquoi cet énorme bandage ? ». Il y a des décennies, elle avait souffert d'une quelconque arthrite, et son kiné adoré depuis toujours, lui avait posé cette bande en intimant « Surtout, ne la retirez pas ! ». Le kinésithérapeute disparut bientôt en retraite ou dans la maladie. Pas ce viatique, que depuis, elle lavait scrupuleusement et replaçait religieusement comme une relique : comme le fétiche transférentiel des bons massages du bon masseur, dernier vestige du bon vieux temps où, quand on était une jeune femme souffrant d'hygroma du genou pour avoir trop frotté les parquets des riches, on allait se faire masser chez son masseur, celui qui en tout bien tout honneur, dans la chaude intimité de Synthol et d'encaustique de son cabinet, vous retroussait délicatement l'ourlet trop long de votre jupe d'après-guerre, et effleurait fiévreusement les chairs turgescentes de votre *je-nous*.

...et il en est encore,
obéissants,
qui obéiront toujours :

L'œil de Milgram

C'est un esclave, fils d'esclave, et descendant des esclaves qui ont construit aux Romains leur Colisée et leurs Arcs de Triomphe, avant de venir, fuyant la misère et le phylloxera, ériger au XIXème siècle, notre Paris haussmannien. Un gentil esclave, doux et soumis, obéissant et poli ; on dit bien élevé ; bien élevé pour toujours servir et travailler. Pour sa femme et son fils bien-aimé, il a travaillé toute sa vie, effacé et obstiné, servant son patron comme un bon chien fidèle, multipliant les heures sup' sans jamais demander d'augmentation pour ne pas déranger. Il aura mis toute sa peine et tous ses espoirs combinés dans ce fils, pour qu'il ait une destinée plus prestigieuse que la sienne. Avec la retraite est venue la cataracte, et il a fallu opérer. Il vient en consultation peu de temps après l'intervention. « Alors, vous voyez mieux de cet œil opéré ? ». Comme à l'accoutumée, c'est sa femme, fusionnelle et dominante, qui transmet ma question, puis me donne sa réponse. Elle, à lui : « G., tu vois mieux du côté opéré ? ». Lui, à elle : « Non. » Elle, à moi : « Non, il voit pas ! ». Moi, à lui : « Vous ne voyez pas ? Vous ne voyez rien du tout ? Mais… mais vous avez l'œil fermé !? Pourquoi vous restez l'œil fermé ? Essayez d'ouvrir l'œil !!! ». Elle, à lui : « G., essaie d'ouvrir ton œil ! ». Moi, à lui : « Alors, est-ce que vous voyez ? ». Elle, à lui : « Alors, tu vois mieux, maintenant ? ». Lui, à elle : « Oui. » Elle, à moi : « Bah oui, il voit maintenant ». Stupéfait, j'apprends que lors de la dernière consultation post-opératoire, l'ophtalmologiste avait instillé une goutte dans l'œil et ordonné : « Fermez l'œil maintenant ! ». Deux, trois jours plus tard, le contre-ordre n'étant jamais venu, il avait gardé l'œil fermé…

... et cet œil inquisiteur qui
surveille et guette les damnés,
finit même par
rattraper ceux qui se sont échappés :

Le vieux travailleur

Ils habitaient tous deux sur l'avenue du quartier, un appartement vieillot mais propret de ces immeubles de rapport, sans ascenseur ni tapis, mais avec gardienne. Eux aussi, étaient tous deux proprets et bien polis, comme leurs marches centenaires. Lui, avait été dessinateur industriel, de ces métiers qu'on embrassait dans l'après-guerre de la reconstruction sous perfusion Marshall, quand on avait été suffisamment bon à l'école de Jules Ferry, et trop malchanceux pour naître chez des parents ignorant ce qu'est le baccalauréat. Il avait à l'évidence assidûment bien travaillé toute sa vie pour payer le salon Lévitan et même la cuisine moderne en formica. Puis, les fauteuils, l'évier en grès et la penderie, avaient tout comme eux, doucement vieilli, tandis que les modes en bas de l'avenue raccourcissaient les jupes et sculptaient les carrosseries. Eux continuaient de s'habiller en dimanche pour recevoir le docteur, et restaient bien lisses, bien polis. Survint, un jour gris de plus, l'accident vasculaire cérébral qui le paralysa tout net, et le projeta sur le brancard anonyme des infirmiers. Et nous étions là, tous deux sidérés, moi impuissant et sa femme atterrée, à le regarder ballotter sur le brancard en sanglotant comme un enfant : « Je ne veux pas aller travailler… ; je ne veux plus aller travailler… ».

... il est donc ainsi des hommes
dociles, polis, usés, et qui
ne veulent plus travailler ;
et puis il y a
les hommes, les vrais, les durs, les tatoués,
les-qui-s'en-laissent-pas-conter, et qui
tirent leur révérence avec
émotion, panache et dignité :

Le légionnaire

Il était grand, il était beau ; il sentait fort le cigarillo, le tatoué, l'ancien légionnaire, qui survécut longtemps, le pelvis estropié et sanieux... J'étais jeune installé, et il traversait de temps à autre l'avenue pour venir me consulter, peut-être parce qu'on attendait peu, parce que la médecine n'y était pas pire qu'ailleurs, ou parce que la consonnance italienne de mon patronyme réchauffait sa mémoire de descendant d'italien émigré à Nice. Eté comme hiver, et quel que soit son état de santé, il arrivait bronzé, la chemise largement ouverte sur les pectoraux musculeux, une chaîne aux larges maillons d'or, disputant héroïquement les poils conquérants à une virile plaque d'identité de parachutiste. « Salut toubib ! » ; la voix grasseyante de tabac tonnait dans le cabinet comme au lendemain règlementaire d'une virée en bordels blennorragiques, et j'avais souvent l'impression que la prestance de ce Delon affublé de la gouaille de Bebel, venait plus pour me donner une leçon de vivre à cent à l'heure, que pour y chercher les remèdes à sa dernière rhino-pharyngo-bronchite contractée en remontant à grande allure de la côte d'Azur dans son dernier bolide décapotable. Son épouse lumineuse et sympathique, qui affichait sous le climat parisien pluvieux, les stigmates d'un soleil méditerranéen mérité à grands prix, m'avait confirmé qu'il s'était, tout jeune, engagé dans la légion : « les paras !... Rien que pour emmerder son père ». Il y avait gagné cette assurance intrépide et cette combativité indomptable, qui faisaient rage dans les affaires qu'il menait toutes de front au succès à mille à l'heure. Je m'occupais aussi avec sérieux de ses jeunes enfants qui devinrent également tous trois de sympathiques et habiles dominants. Les années passèrent ainsi, tandis que les sociétés florissantes s'intriquaient les unes dans les autres, que les grosses cylindrées de sport succédaient les unes aux autres, pour gagner de toujours plus belles et plus grandes villas du Midi. Il y eut peut-être, pour blanchir un peu l'impétueuse pilosité thoracique, susciter quelque insomnie ou majorer le tabagisme et la consommation de whisky, quelque mauvaise affaire, quelque société en faillite, quelque redressement fiscal sur je ne sais quel signe extérieur de richesse oublié. Mais globalement, rien n'entama jamais sa faconde victorieuse de gagnant. Vint un jour pourtant, le diagnostic d'un redoutable cancer de l'anus. Il prit le diagnostic de front, la tête haute, sans broncher ni se plaindre. Ce fut un cancer d'emblée rebelle, au-delà des ressources de la chirurgie et de la radio-curiethérapie massive faites en vain, et au prix de terrifiantes séquelles trophiques locales donnant à son pelvis l'aspect ravagé d'un champ de mines. Les cratères suppurants et nécrotiques étaient horribles à voir. Les douleurs devaient être effroyables, et pourtant il ne disait jamais « *j'ai mal* », et venait fièrement en consultation, seul, chercher la prescription d'antalgiques, « *pour la douleur* », jamais pour « *ses douleurs* ». Mais les mois passaient et son état se détériorait : il perdait du poids, s'affaiblissait toujours ; ses tatouages de para pendaient sur ses muscles atrophiés, et il ne fut bientôt plus capable de venir consulter au cabinet. Quand j'arrivais à son domicile, je le trouvais assis, jamais couché, le cigarillo aux lèvres, dominateur. Hélas, son peignoir de retraité californien entrouvert comme s'il sortait de sa piscine privée, donnait à voir un squelette à chaque visite plus cachectique. Un jour, je le trouvai couché ; c'était manifestement la fin. Je fis ma visite, parlai un peu avec lui, qui ne murmura que des banalités, rédigeai mon ordonnance et mes prescriptions, et le croyant assoupi, m'attardai quelque temps à discuter avec son épouse de sa fin imminente. Lorsque je regagnai le couloir ouvrant sur son palier, ébahi, je le vis appuyé au chambranle de sa porte de chambre, décharné mais invraisemblablement debout dans son peignoir de maffioso, le cigarillo tremblant au bord de ses lèvres émaciées, qui exhalèrent à regret, la fumée ténue d'un mélancolique et dernier « Salut toubib… ».

Ils sont si faibles tous ces petits hommes, qui piétinent, qui titubent, qui chutent, qui rampent et se trainent dans le gâchis.

Mais comme ils sont immenses quand ils se redressent, chancelants, et avancent, vacillants, tout maculés de nuit.

Table des matières

Structures éditoriales du groupe L'Harmattan

L'Harmattan Italie
Via degli Artisti, 15
10124 Torino
harmattan.italia@gmail.com

L'Harmattan Hongrie
Kossuth l. u. 14-16.
1053 Budapest
harmattan@harmattan.hu

L'Harmattan Sénégal
10 VDN en face Mermoz
BP 45034 Dakar-Fann
senharmattan@gmail.com

L'Harmattan Cameroun
TSINGA/FECAFOOT
BP 11486 Yaoundé
inkoukam@gmail.com

L'Harmattan Burkina Faso
Achille Somé – tengnule@hotmail.fr

L'Harmattan Guinée
Almamya, rue KA 028 OKB Agency
BP 3470 Conakry
harmattanguinee@yahoo.fr

L'Harmattan RDC
185, avenue Nyangwe
Commune de Lingwala – Kinshasa
matangilamusadila@yahoo.fr

L'Harmattan Congo
219, avenue Nelson Mandela
BP 2874 Brazzaville
harmattan.congo@yahoo.fr

L'Harmattan Mali
ACI 2000 - Immeuble Mgr Jean Marie Cisse
Bureau 10
BP 145 Bamako-Mali
mali@harmattan.fr

L'Harmattan Togo
Djidjole – Lomé
Maison Amela
face EPP BATOME
ddamela@aol.com

L'Harmattan Côte d'Ivoire
Résidence Karl – Cité des Arts
Abidjan-Cocody
03 BP 1588 Abidjan
espace_harmattan.ci@hotmail.fr

Nos librairies en France

Librairie internationale
16, rue des Écoles
75005 Paris
librairie.internationale@harmattan.fr
01 40 46 79 11
www.librairieharmattan.com

Librairie des savoirs
21, rue des Écoles
75005 Paris
librairie.sh@harmattan.fr
01 46 34 13 71
www.librairieharmattansh.com

Librairie Le Lucernaire
53, rue Notre-Dame-des-Champs
75006 Paris
librairie@lucernaire.fr
01 42 22 67 13

www.ingramcontent.com/pod-product-compliance
Lightning Source LLC
LaVergne TN
LVHW011247061026
849535LV00005B/1177
* 9 7 8 2 1 4 0 2 6 8 3 2 8 *